DR. MATTHIAS RIEDL

Unser Essen – Killer und Heiler

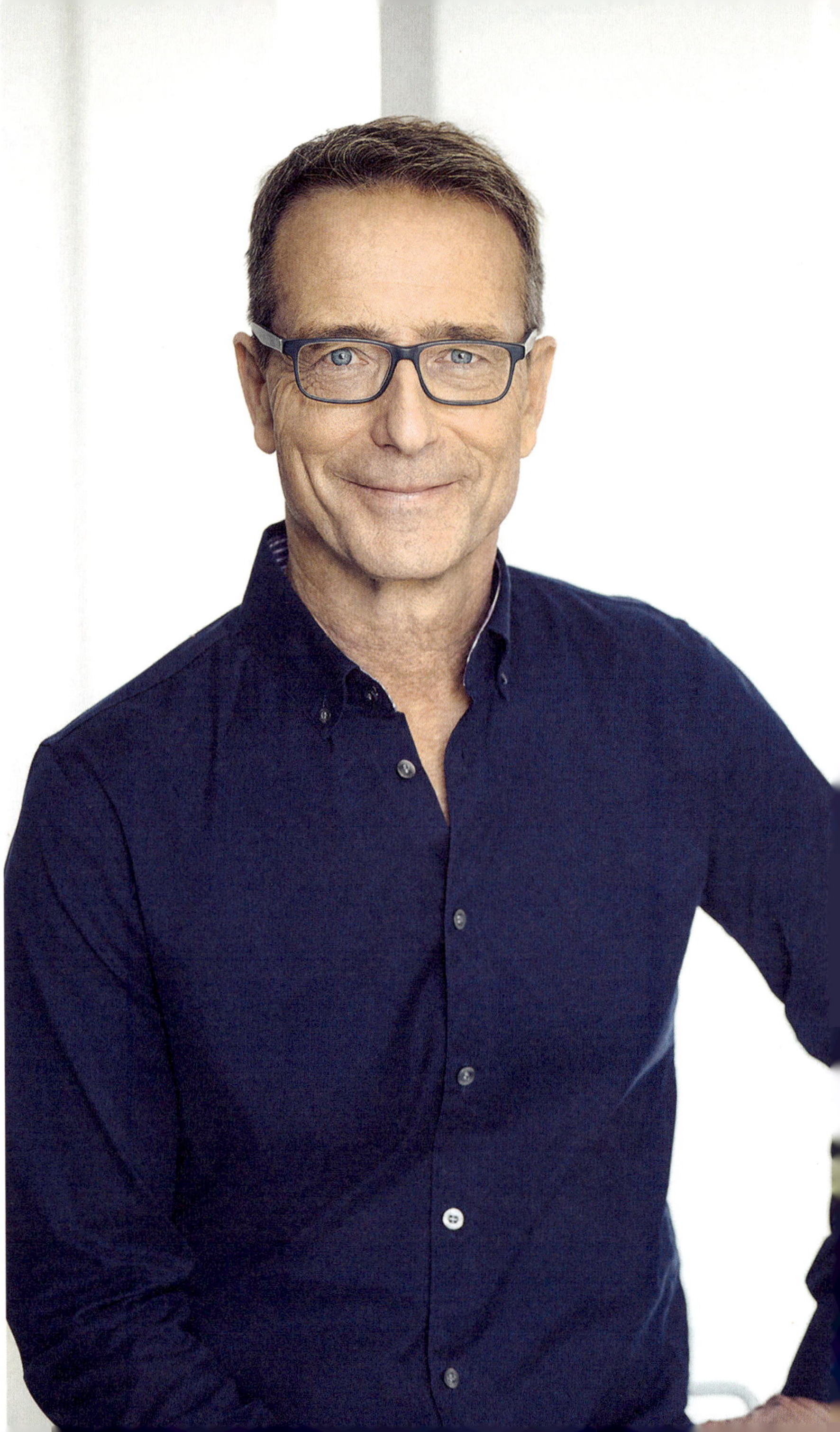

Inhalt

Vorwort

Liebe Leserinnen, liebe Leser,

dieses Buch ist mein bislang persönlichstes – schließlich geht es darum, meine Essenz aus 30 Jahren als Ernährungsmediziner aufzuschreiben. Natürlich gehören dazu Erkenntnisse rund um mein Konzept der artgerechten Ernährung. Zur Frage also, welche positive Wirkmacht unser Essen haben und so zum Heiler werden kann.

Zugleich gehören in solch eine Essenz aber auch – leider – Beobachtungen zur Frage, warum diese heilenden Kräfte bislang nur so wenige Menschen nutzen. Und wieso Nahrung umgekehrt im Alltag so vieler zum Killer wird, der weltweit pro Jahr mehr Menschen tötet, als es Alkohol und Verkehrsunfälle tun.

Eines vorab: Die Ursache dieser Misere liegt nicht in mangelnder Selbstdisziplin von Menschen, die aus vermeintlich freien Stücken einfach lieber zu Fruchtgummi greifen als zu Brokkoli. Sondern an einem krankmachenden System, an politisch-gesellschaftlichen Verhältnissen, die den Einzelnen nicht ausreichend schützen, etwa vor den Machenschaften der Lebensmittelindustrie.

Deshalb steckt in diesem Buch auch ein gehöriges Stück Empörung, mitunter sogar Wut. Ich habe das Genfer Ärztegelöbnis abgelegt –

und damit unter anderem geschworen, dass die Gesundheit meiner Patienten das oberste Gebot meines Handelns ist. Zu diesem Gebot gehört für mich ganz klar, in aller Deutlichkeit über die Missstände aufzuklären. Und dafür zu kämpfen, dass jeder von uns Zugang zu wirklich gesundem Essen erhält.

Es gibt aktuell viele entsetzliche Krisen, die uns ohnmächtig zurücklassen, von Kriegen über Pandemie und Inflation bis hin zum Klimawandel. Den Kampf gegen die todbringende Katastrophe auf unseren Tellern aber können wir aktiv führen – und auch gewinnen. Allerdings nur gemeinsam!

Für besseres Essen zu kämpfen, lohnt sich übrigens nicht nur für Sie persönlich im Kleinen. Eine veränderte Ernährung nützt auch im Großen – weil sie hilft, nachhaltiger zu leben, so den Klimawandel zu begrenzen und dem Ziel der Ernährungsgerechtigkeit weltweit näherzukommen.

Deshalb: Lassen Sie uns gemeinsam aktiv werden und Essen wieder zu dem machen, was es sein sollte: ein wirkmächtiger Helfer auf dem Weg zu einem langen, gesunden Leben.

Herzlich Ihr

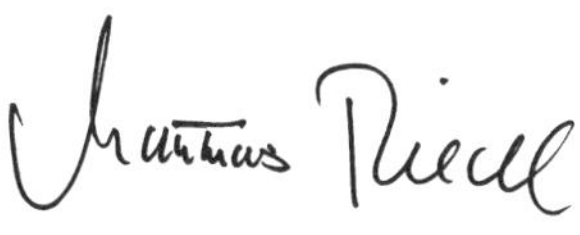

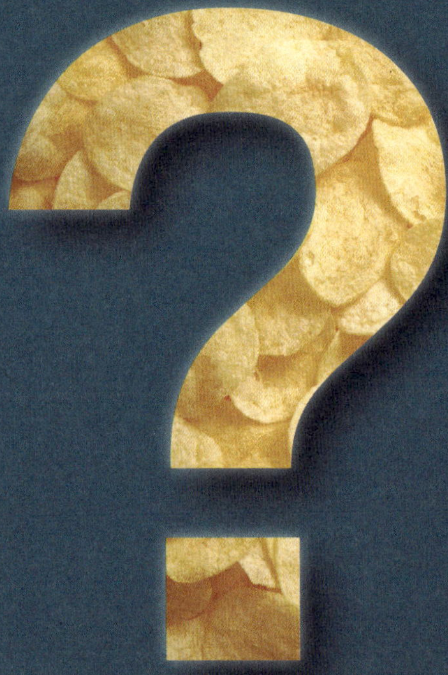

1

Warum unsere aktuelle Ernährung ein Desaster ist

Von Killer-Nahrung und den Gründen dahinter

Manche Patienten bleiben einem besonders in Erinnerung. Nicht unbedingt deshalb, weil sie besonders krank gewesen wären – und ihre Erfolge mit der Ernährungstherapie entsprechend spektakulär. Sondern weil sich in ihrem Alltag und ihrer Ernährung das gesamtgesellschaftliche Elend spiegelt, dem wir tagtäglich ausgesetzt sind. Wenn ich anfange, von diesem Elend zu sprechen und von meinen Forderungen, wie der Misere zu begegnen sei, sagen mir Menschen immer wieder: »Geht es nicht eine Nummer kleiner? Das ist doch übertrieben!« Nein, es geht nicht kleiner. Auf keinen Fall.

Denn unsere aktuelle Ernährungssituation ist ein Skandal, der nicht nur das Essen auf unseren Tellern betrifft. Wie in einem Brennglas vereint er unhaltbare Zustände, die uns als Individuen und als Gesellschaft insgesamt unsagbar belasten – und zwar weltweit. Doch anders als etwa der Klimawandel bleibt dieses Drama weitgehend unbemerkt: Keiner geht für eine bessere Ernährung auf die Straße. Doch das wird sich ändern, so meine große Hoffnung.

Claudia und Markus – die Musterpatienten

Um die Katastrophe unserer alltäglichen Ernährung etwas zu verdeutlichen, möchte ich Ihnen von Claudia erzählen. Claudia hat mich vor etwa zwei Jahren aufgesucht und gehört zu jenen Fällen, die ich nicht vergessen kann. Sie ist Altenpflegerin, inzwischen 50 Jahre alt, verheiratet und Mutter dreier Kinder. Eine Frau, die auf Anhieb sympathisch wirkt, mit ihrem kräftigen Händedruck, dem klaren Blick und diesem gelassenen Tonfall in der Stimme, der so viele Norddeutsche auszeichnet. Claudia kam nicht wegen sich selbst – auch wenn sie ein klein wenig übergewichtig war und entzündete Haut hatte. Sie kam wegen Markus, ihrem Mann. Das ist eine typische Situation in meiner Praxis: Frauen erlebe ich Ernährungsveränderungen gegenüber meist aufgeschlossener als Männer. Falls Männer eine Anpassung vornehmen, werden sie häufig von

»40 % der Frauen essen täglich Gemüse, bei Männern sind es nur 24 %. Fleisch oder Wurstwaren konsumiert knapp jede fünfte Frau und jeder dritte Mann täglich.«

QUELLEN: RKI, STATISTA

ihren Partnerinnen angetrieben. Das hat positive Folgen: Statistisch betrachtet leben Männer länger, wenn sie in einer guten, mitfühlenden Beziehung mit einer Frau zusammenleben. Wieder mag es für einige übertrieben klingen, aber es ist so. Von allein kommen kranke Männer in der Regel erst zu mir, wenn sie die kleine Treppe zu meinem Behandlungsraum kaum noch schaffen.

Auch bei Claudias Ehemann Markus war die Situation schon dramatisch: Seit Jahren litt er an Typ-2-Diabetes und spritzte Insulin, doch der Langzeitzuckerwert stieg immer weiter. Dazu wurde der 48-Jährige zusehends schwächer und antriebsloser, er konnte sich gerade noch aufraffen, zur Arbeit zu gehen. Claudia selbst musste daheim immer mehr erledigen. Und wenn sie für Markus kochte, wusste sie gar nicht mehr, was sie ihm noch vorsetzen konnte. »Gesundes« mochte er nicht. Außerdem war ihr nicht klar, was wirklich gesund wäre – da würde ja auch jeder etwas anderes sagen. »Soll das jetzt immer so weitergehen, wird einfach immer alles schlimmer?«, fragte mich meine Patientin irgendwann. »So habe ich mir mein Leben nicht vorgestellt.« Das war der Moment, in dem dieser zupackenden Frau Tränen in die Augen stiegen.

Die Gründe hinter dem Ernährungsskandal

Ich habe an diesem Nachmittag alle weiteren Termine abgesagt. Weil mir klar wurde: Ich war hier nicht mehr nur als Arzt gefragt, sondern auch als Mensch, der einfach zuhört, die richtigen Fragen stellt, ab und an mal nickt, weil er die Missstände kennt – und selbst oft an ihnen verzweifelt. Am Ende haben wir knapp zwei Stunden miteinander gesprochen. Und ich weiß noch, dass ich anschließend dachte: Jemand wie Claudia müsste eigentlich jeden Abend in einer Talkshow sitzen. Weil ihre Geschichte und die ihres Mannes so beispielhaft stehen für die Katastrophe, die sich täglich abspielt. Eine Katastrophe, deren Folgen – anders als etwa beim Klimawandel – schon jetzt bei jedem Einzelnen angekommen sind. Lassen Sie es mich in aller Klarheit sagen: Was wir aktuell essen, bringt Millionen Deutsche vorzeitig ins Grab.

Die zentralen Punkte, um die sich diese Katastrophe dreht, lassen sich am Beispiel von Claudias Familie klar schildern. Jeden einzelnen zu ändern, ist die gesamtgesellschaftliche Aufgabe!

- **Die moderne Ernährung liefert viel zu viel Energie:** Claudia und Markus haben ihr Leben lang das gegessen, was hierzulande die meisten Menschen zu sich nehmen – Brötchen am Morgen, Kartoffeln mit Fleisch oder Fisch und ein bisschen Gemüse am Mittag, Brot mit Wurst und Käse am Abend. Dazwischen mal ein Keks, mal ein Apfel, abends ein paar Chips. Als Getränke gab es oft Cola oder Limo. Bis zu acht Mal am Tag essen und snacken auch die meisten anderen Deutschen inzwischen. Häufig überschreiten sie damit die empfohlene Tageshöchstmenge an Zucker deutlich, schaffen aber die ideale Gemüsemenge für einen Tag in einer ganzen Woche nicht.
  Eine solche Ernährung sorgt zum einen dafür, dass wir mehr Energie aufnehmen als wir verbrennen. Und zum anderen dafür, dass wir von den guten Nährstoffen zu wenig bekommen. Damit ist die typisch westliche Ernährung Ausgangspunkt Dutzender Krankheiten – und verschlimmert fast alle Beschwerdebilder.

- **Die Industrie verschärft die Katastrophe:** Wie die meisten von uns waren auch Markus und Claudia an Fertigprodukte und Snacks gewöhnt – von Kindheit an. Kein Wunder: Die Industrie nutzt die vielen ihr zur Verfügung stehenden Möglichkeiten, um uns von Chips und Co. buchstäblich abhängig zu machen. Mit greller Werbung etwa, die sich häufig an Kinder richtet. Mit immer neuen Kreationen, die teils evolutionär verankerte Gelüste in uns triggern. Mit Lügen über vermeintlich gesunde Snacks (»health washing«) – und natürlich mit viel Chemie in Form von Zusatzstoffen. Außerdem sorgen die Hersteller der krankmachenden Produkte über intensive Lobbyarbeit dafür, dass sie an all dem kaum gehindert werden.

- **Die Politik schützt die Menschen nicht:** Es gäbe viele Möglichkeiten, die alltägliche Ernährung über Maßnahmen »von oben« zu verbessern und Menschen wie Claudia und Markus so den Zugang zu einer artgerechten, gesunden Ernährung zu erleichtern. Doch die Regierenden in Deutschland scheinen diese Verantwortung mitunter zu scheuen wie der Teufel das Weihwasser. Sie verschließen die Augen vor der unfassbar steigenden Zahl an Übergewichtigen und ernährungsbedingt Kranken – ähnlich wie sie es lange beim Klimawandel oder auch dem Artensterben getan haben.

  Statt etwas zu unternehmen, überlässt uns die Politik also einem ungünstigen Umfeld, das zwangsläufig zur Fehlernährung der Massen führen muss. Das Krasse: Bei all dem kommen die Verantwortlichen bislang sogar gut weg. Denn noch immer glauben und verbreiten viele Menschen hierzulande die Mär, wonach der Einzelne schuld sei an seiner Fettleibigkeit und den ernährungsbedingten Beschwerden – nicht aber die Nahrungsmittelindustrie oder eine Regierung, die dieser Industrie das Allermeiste durchgehen lässt. Dabei zeigen die Regale in den Supermärkten sehr genau, wo das Problem liegt: Über 80 Prozent der Produkte sind maßlos überzuckert. Schuld ist der, der zugreift? Wie kann man so etwas auch nur denken!

↘ **Das Gesundheitssystem bietet keine Hilfe:** Obwohl inzwischen klar ist, wie krank die moderne westliche Ernährung uns macht und wie gut eine Ernährungstherapie gegen die allermeisten Krankheiten hilft, wird diese Option meist ignoriert. So bekam Markus von seinem Arzt keine Ernährungstherapie angeboten, um den Diabetes zu behandeln – obwohl damit nachgewiesenermaßen sogar eine Heilung möglich ist! Stattdessen verschrieb der Arzt ihm nur mehr Insulin. Und bescherte Markus, obwohl er selbst übergwichtig war, noch wenig motivierende Kommentare wie: »Versuchen Sie es einfach mal mit ein paar Gummibärchen weniger.« Als Markus irgendwann, von Claudia instruiert, selbst eine Ernährungstherapie vorschlug, zog der Arzt nur die Augenbrauen hoch und lachte: »Da können Sie ja gleich Globuli nehmen.« Und die Krankenkasse erklärte, die Kosten einer Ernährungstherapie nicht zu übernehmen.
Solche Systemfehler sorgen dafür, dass Patienten mit den verschiedensten Krankheitsbildern eine Odyssee von Arzt zu Arzt hinter sich bringen müssen, ehe sie im besten Fall in einer ernäh-

rungsmedizinischen Schwerpunktpraxis landen. Dabei haben die meisten Krankheiten, von Adipositas und rheumatoider Arthritis über Neurodermitis und Reizdarm bis hin zu Gicht, häufig ihre Ursache (auch) in einer falschen Ernährung. Die günstigste Behandlung in Form einer Ernährungstherapie wird aber meiner Erfahrung nach oft um bis zu 20 Jahre verschleppt. Das ist deshalb besonders fatal, weil sich einige Krankheiten durch eine rasch nach der Diagnose eingeleitete Ernährungsanpassung nicht nur bessern, sondern sogar heilen lassen.

- **Unser Lebensumfeld macht alles noch schwerer:** Markus hatte oft versucht, sein Leben in Eigenregie zu ändern, also beispielsweise aktiver zu werden und mit dem Fahrrad statt dem Auto ins Büro zu fahren. Doch weil die Radwege so schlecht waren, griff er nach ein paar Tagen wieder zum Autoschlüssel. Beim Stopp an der Tankstelle kaufte er häufig wie ferngesteuert einen Schokoriegel, der so verführerisch an der Kasse lag. Besonders oft dann, wenn er gestresst war, etwa, weil er sich mal wieder über seinen Chef geärgert hatte. Denn etwas Süßes half gegen den Frust immer ganz gut!
  Dass uns negative Gefühle und Stress zu einem ungünstigen Essverhalten verleiten, hat Markus nie jemand erklärt. Auch nicht, dass es Möglichkeiten gibt, diesen sogenannten hedonistischen Hunger (s. S. 112) loszuwerden – ebenso wie die Verhaltenssucht, die häufig damit einhergeht. Verwundern kann das nicht: Denn selbst Ärzte wissen oft nicht um diese Zusammenhänge zwischen Ernährung und Gefühlslage.

- **Gesunde Ernährung ist auch eine Geldfrage:** Einmal hatte Claudia Markus auf einen Wochenmarkt geschleppt, um regionale Bio-Produkte zu kaufen. Doch nach ein paar Minuten machten sie direkt wieder kehrt: Von jetzt auf gleich das Doppelte für Essen ausgeben? Das kam Markus buchstäblich nicht in die Tüte. Er dachte an die Lebenshaltungskosten, die stärker stiegen als sein Lohn. Der war eh schon nicht üppig – und dann hatten die beiden Söhne ja gerade angefangen zu studieren!

- **Basales Ernährungswissen fehlt:** In der Schule hat Markus gelernt, wie Vektorrechnung geht. Nicht aber, dass eine artgerechte Ernährung mit vielen pflanzlichen Produkten seinen Diabetes heilen könnte – und ihn vor vielen anderen Krankheiten bewahren. Und so aß Markus trotz Diabetes weiter wie bisher. Claudia dagegen las Dutzende Ratgeber zum Thema gesunde Ernährung. Doch während der eine Pseudo-Experte ein Low-Fat-Konzept predigte, setzte der andere auf Paleo. Verwirrt und frustriert ließ Claudia zuletzt alles beim Alten. Schließlich wurden viele Menschen auch mit dieser Ernährung ja sehr alt!

- **Quasireligiöse Eiferer verhärten die Fronten:** Markus' ältester Sohn war Veganer. Was seine Eltern im Alltag aßen, widerte ihn an. Und so sorgte eine Mahlzeit inzwischen nicht mehr wie früher für Gemeinschaft, sondern für Streit innerhalb der Familie. Ein normales Gespräch übers Essen war kaum noch möglich – wie bei vielen anderen Themen, etwa gendergerechter Sprache, auch nicht.

- **Für die Kinder wird es noch schlimmer:** Am Ende unseres Gesprächs erzählte Claudia noch von ihrer Tochter. Die damals zwölfjährige Nachzüglerin hatte schon 13 Kilo Übergewicht! Sie schien nach Markus zu kommen – nur dass der in ihrem Alter noch sehr schlank gewesen war. Auch diese Entwicklung belastete Claudia enorm. Zu Recht: Wer in jungen Jahren übergewichtig ist, hat es nach der Pubertät viel schwerer, abzunehmen – verglichen mit jenen, die erst im Erwachsenenalter zu viel wiegen. Die aktuell junge Generation wird die Katastrophe also noch viel heftiger treffen: Falsche Ernährung von Kindesbeinen an droht die Lebenserwartung drastisch zu verkürzen. Und weil sie Zivilisationskrankheiten fördert, werden die Lebensjahre, die man hat, weniger angenehm sein.

Eine Situation zum Verzweifeln

Nachdem Claudia und ich uns ausgetauscht hatten und sie den ganzen Schlamassel verstanden hatte, war sie total erschöpft. Meine Aufgabe: ihr das Licht am Ende des Tunnels aufzeigen und gangbare Lösungsmöglichkeiten präsentieren. Ich erklärte ihr daher als erstes, dass ihre Situation für mich nicht unlösbar war, sondern leider Alltag. Dann beschrieb ich ihr Methoden, Wege und Hilfestellungen, die es ihr ermöglichen würden, ein erreichbares Ziel zu definieren und sich selbst zu helfen. Wie bei den meisten Patienten weckte das auch bei Claudia neue Kraft. Und so verließ sie meine Praxis motiviert – mit einem genauen Plan für eine folgende Ernährungstherapie.

Ernährungsbedingte Krankheiten – die Misere in Zahlen

- 57 % der erwachsenen Männer und 53 % der Frauen hierzulande sind übergewichtig.
- Fast ein Viertel der Deutschen leidet an Adipositas – Tendenz seit Jahren steigend.
- 63 Mrd. Euro (in-)direkte Kosten entstehen dem deutschen Gesundheits- und Sozialsystem durch Adipositas pro Jahr – u. a. Behandlungskosten sowie Sozialleistungen bei Arbeitsunfähigkeit und Frühverrentung.
- Gut 8 Mio. Deutsche sind an Diabetes erkrankt, 60–80 % der Fälle wären vermeidbar – und damit auch Folgeerkrankungen.
- 90 % aller Todesfälle in Deutschland gehen auf nichtübertragbare Krankheiten zurück, 70–80 % letzterer sind ernährungsbedingt.
- 20 % der Todesfälle weltweit (ca. 11 Mio. pro Jahr) gehen auf ungesunde Ernährungsmuster zurück, etwa den häufigen Konsum stark verarbeiteter Lebensmittel.

Quellen: Global Burden of Disease Study, Dt. Allianz nichtübertragbare Krankheiten

Und wie jetzt weiter?

Abgesehen von Ernährungsmedizinern, Ökotrophologen, einigen Anti-Lobbyismus-Aktivisten und immer mehr ernährungsbedingt Kranken empört dieser ganze Skandal bislang niemanden groß. Die Masse bleibt – noch – still, wenn es darum geht, für eine gesündere Ernährung zu kämpfen. Für eine bessere Versorgung von Kindern, Kranken und Alten. Für ein Gesundheitssystem, das wirklich gesund macht – und nicht krank hält. Das ist doppelt und dreifach schade: Denn Maßnahmen für eine artgerechtere Ernährung würden nicht nur uns Menschen helfen, sondern wären auch automatisch nachhaltig.

Weiterhin würden sie Veränderungen bewirken, die uns als Gesellschaft insgesamt weiterbrächten – etwa im Hinblick auf soziale Gerechtigkeit. So aber gehört es zu meinem Job, alltäglich Schicksalen wie dem von Claudia zu begegnen. Und zu wissen: Viele dieser Lebensläufe hätten ein anderes Drehbuch, wenn unsere Ernährung in der Gesellschaft den Stellenwert bekäme, den sie verdient. Und wenn das, was man inzwischen über die Wirkmacht guter Lebensmittel weiß, endlich in Maßnahmen übersetzt würde.

Das Gute: Es gibt einen Ausweg!

Ein Aspekt an dieser Misere immerhin ist positiv: Die Wunden liegen offen da – wie auch die Optionen, um sie zu schließen. Aus diesem Grund will ich Ihnen in den nächsten Kapiteln genauer erläutern, warum der oder die Einzelne von uns nicht schuld ist an der problematischen Ernährungssituation, sondern ein Spielball des Systems. Darüber hinaus möchte ich Ihnen viele konkrete Tipps geben, mit denen Sie der Katastrophe auf Ihrem Teller begegnen können, um so möglichst gut für sich selbst zu sorgen. Das ist das Gute an meiner Ausrichtung als Ernährungsmediziner: Ich sehe nicht nur das Problem, sondern weiß auch um die Heilkraft gesunder Lebensmittel – Sie können damit bis zu 20 zusätzliche gute Lebensjahre gewinnen. Auch das erlebe ich glücklicherweise jeden Tag in meiner Praxis.

Ein Happy End als Motivationshilfe

Claudia und Markus haben ihre Ernährungsbiografie mittlerweile in eine echte Erfolgsgeschichte verwandelt. Claudia folgt seit zwei Jahren meinem Konzept der artgerechten Ernährung und hat ihr Idealgewicht erreicht. Markus tut es ihr gleich und hat gesunde Zuckerwerte – ohne Insulin oder andere Medikamente. Und ihre Tochter? Ist inzwischen ein sportlicher Teenager mit fast normalem Gewicht. Gelungen ist das der Familie dank einer professionellen Ernährungsberatung und eigener Wissensaneignung, etwa über Bücher. Die Eltern haben so erkannt, mit welchen Hürden Politik, Industrie, Gesundheitssystem und unser Lebensumfeld den Weg zur gesunden Ernährung pflastern. Und ein Bewusstsein dafür entwickelt, dass es zwar keine Methoden gibt, als Einzelner die Verhältnisse zu verändern – wohl aber dafür, bei sich selbst den Hebel umzulegen. Genau dieses Bewusstsein will ich mit den nächsten Seiten stärken.

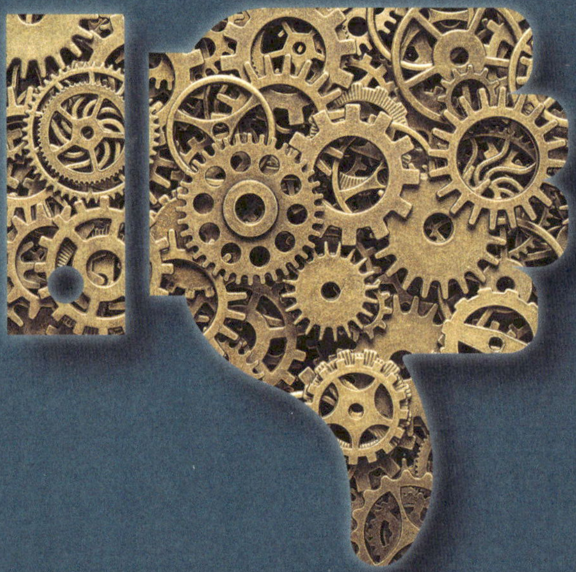

2

Ernährungs-politik – Nichtstun mit Ansage

Von fehlenden Anreizen und Vorgaben

Sozialpsychologen nutzen einen spannenden Begriff, der mir immer dann in den Kopf kommt, sobald ich mich mit Ernährungspolitik befasse: die »kognitive Dissonanz«. Damit beschreiben sie diesen so unangenehmen Gefühlszustand, der eintritt, wenn wir mit uns selbst im Widerspruch stehen. Wenn wir also beispielsweise etwas tun, das nicht zu unseren Überzeugungen oder Werten passt. Politiker, die sich mit Ernährung befassen, müssen oft in diesen Zustand geraten. Denn auf der einen Seite – das unterstelle ich als Freund der Demokratie – wollen sie das Richtige tun für die Bürger, die sie vertreten. Auf der anderen Seite legen sie eine unglaubliche Passivität und Zögerlichkeit an den Tag, denn im Bereich der Ernährungspolitik geschieht seit Jahren beinahe gar nichts, zumindest nichts Gutes. Und so frage ich mich manchmal, ob die Verantwortlichen nachts eigentlich noch gut schlafen können. Denn der Widerspruch zwischen der guten Absicht und dem Nicht-Handeln ist schon für mich von außen kaum auszuhalten – so offensichtlich sind die Missstände, die bekämpft werden müssten. Wie unerträglich muss die kognitive Dissonanz für jene sein, die – theoretisch – etwas tun könnten?

Der Regulierungswille fehlt

Regierung und Bundestag hätten die Möglichkeit, über Gesetze und Vorgaben Einfluss zu nehmen (z. B. über eine Lenkungssteuer sowie eine nationale Strategie für Chancengerechtigkeit beim Essen) – und so die miserable Ernährungssituation hierzulande zumindest im Ansatz zu bessern. Stattdessen? Wälzen die meisten Politiker die Verantwortung für ein gesundes Essverhalten auf den einzelnen Bürger ab. Schließlich, so ihre Argumentation, gäbe es ja genügend Lebensmittel für alle – und genügend Informationen darüber, was gesund ist und was nicht. Der Bürger, frei und mündig, möge daher doch bitte aus eigenem Antrieb das konsumieren, was ihm guttut. Und alles im Regal stehen lassen, was der Gesundheit schadet.

Bequeme Schuldzuweisungen

Alle, die das nicht schaffen, sind laut dieser Argumentation selbst schuld an den dadurch ausgelösten Krankheiten. Wie weit diese Haltung gehen kann, demonstriert eine Forderung, die einzelne Politiker alle paar Jahre stellen: Übergewichtige Menschen sollten mehr Geld ins Gesundheitssystem einzahlen. Schließlich würden sie bewusst ungesund leben und damit Mehrkosten verursachen. Solche nur scheinbar schlüssigen Argumentationsketten sind für mich nichts als eine zynische Rechtfertigung der eigenen Passivität. Und die legen Politiker zuverlässig an den Tag, wenn es beispielsweise darum geht, Einfluss auf die Lebensmittelindustrie zu nehmen – und die Bürger vor deren Machenschaften zu schützen.

Anders als immer wieder kolportiert geht es mir bei der Forderung nach mehr Regulierung nicht um Veggie-Days in Kantinen oder darum, irgendetwas zu verbieten. Mehr Einflussnahme seitens des Staates brauchen wir etwa deshalb, weil sich nur auf diese Weise ein pervertierter »freier« Markt so weit einhegen lässt, dass sich Menschen überhaupt wirklich mündig für ein gesundes Lebensmittel und gegen ein ungesundes entscheiden können. Anstatt weitgehend die Wahl zu haben zwischen ungesund und ungesund. Bislang aber werden die Konzerne weitgehend geschont, die nur auf Profitmaximierung aus sind. So können sie weiter Produkte herstellen, die nachgewiesenermaßen viele Konsumenten das Leben kostet.

Herstellerabgaben für Ungesundes fehlen

Ein Beispiel für das politische Versagen betrifft den hierzulande viel zu hohen Konsum von freiem Zucker. Dieser gehört zu den größten Übeln moderner westlicher Ernährung: Die extreme Süße aus Softdrinks etwa liefert nicht nur viele unnötige Kalorien, sie verdirbt auch unser Geschmacksempfinden. In der Folge empfinden wir etwas natürlich Süßes, wie zum Beispiel Beeren, als sauer. Und konsumieren lieber mehr von dem, was die Industrie uns vorsetzt. Das ist ein Grund, warum die Mehrzahl der Kinder doppelt so viel freien Zucker zu sich nimmt, wie sie sollte. Auch die allermeisten Erwachsenen überschreiten deutlich die 25 Gramm, die die Weltgesundheitsorganisation WHO als akzeptable Tagesmenge empfiehlt.

Eine Zuckersteuer würde die Misere ein klein wenig bessern, da sind sich medizinische Fachgesellschaften und andere Institutionen wie die Bundesärztekammer einig. Doch eine solche Abgabe liegt hierzulande noch in weiter Ferne. Und das, obwohl sie nachweislich hilft, den Zuckerkonsum zu senken. Dies zeigt etwa ein Blick nach Großbritannien: Dort zahlen Softdrink-Produzenten seit 2018 umgerechnet etwa 28 Cent pro Liter, wenn ihr Produkt mehr als 8 Gramm Zucker auf 100 Milliliter liefert, 21 Cent sind es bei mehr als 5 Gramm. Dies hatte zwei positive Effekte:

- **Der Zuckergehalt in Süßgetränken sank:** Zwischen 2015 und 2018 (2016 wurde die Abgabe angekündigt) verringerte sich der Zuckeranteil in Softdrinks um etwa 35 Prozent. So liefert etwa eine Sprite in Großbritannien heute 3,3 Gramm Zucker pro 100 Milliliter. In Deutschland? Sind es 8,0 Gramm.

- **Der Zuckerkonsum ging zurück:** Wie Wissenschaftler erwartet hatten, reduzierte sich parallel zum verringerten Zuckergehalt der Getränke die Zuckermenge, die Verbraucher insgesamt konsumierten. Sie sank um 4,6 Gramm pro Tag.

Sicher, eine Zuckersteuer allein wäre nur die halbe Miete. Denn viele Hersteller ersetzen die natürliche Süße in der Folge durch künstliche Süßstoffe wie Aspartam und Saccharin, die dem Stoffwechsel ebenfalls schaden können – und die Gewöhnung an einen extremen Süßgeschmack nicht verringern. Deshalb müsste eine Steuer auch künstlich gesüßte Getränke einschließen. Dann wäre sie ein gutes Mittel, um den Herstellern zu zeigen: »Hey, wir haben euch im Blick und werden im Sinne des Gemeinwohls weiter Einfluss nehmen!«

Wie es noch einfacher ginge, lässt sich in Chile beobachten: Seit 2016 müssen dort Nahrungsmittel mit einem hohen Anteil von Zucker, Fetten, Salz und/oder vielen Kalorien einen deutlichen Warnhinweis tragen. Der Verbrauch von stark gesüßten Getränken sank dadurch innerhalb von zwei Jahren um etwa ein Viertel.

Auch Anreize für gesunde Produkte fehlen

Das positive Gegenstück zu Herstellerabgaben und Warnhinweisen bei Ungesundem wäre, finanzielle Erleichterungen für gesunde Lebensmittel zu gewähren. Beispielsweise wird immer wieder diskutiert, Gemüse und Obst von der Mehrwertsteuer zu befreien. Dies ist dank einer geänderten EU-Richtlinie inzwischen möglich: Sie erlaubt Steuerbefreiungen für jene Güter, die nötig sind, um die Grundbedürfnisse zu decken. Dennoch wird eine solche Maßnahme nie als grundsätzliche Option ins Spiel gebracht, sondern nur als zeitlich begrenzte Möglichkeit – meist dann, wenn eine hohe Inflationsrate die Verbraucher belastet.

Ebenso wenig auf der politischen Tagesordnung stehen Maßnahmen, die mehr Transparenz in Bezug auf verwendete Zusatzstoffe und die Herkunft der Zutaten begünstigen. Eigentlich müssten jene Lebensmittelhersteller finanziell belohnt werden, die auf künstliche Zusatzstoffe verzichten und sehr genau verzeichnen, woher die Zutaten ihrer Produkte stammen. Da dies aber nicht geschieht, müssen sich verantwortungsbewusste Hersteller auf dem freien Markt mit Anbietern messen, die über billige Zusatzstoffe Geschmack in ihre Produkte bringen, Konsumenten durch Intransparenz über minderwertige Zutaten hinwegtäuschen und ihre Waren dadurch sehr günstig anbieten können. Klar, dass sich diesem unfairen Wettbewerb kaum ein Produzent stellen will. Daher ist es für Konsumenten fast unmöglich, wirklich gesunde (Fertig-)Produkte zu finden und umfassend auf eine regionale Herkunft der Waren achten zu können.

Das Prinzip Freiwilligkeit zieht nicht

Statt auf Regulierung setzt die deutsche Politik vor allem auf Selbstverpflichtungen der Industrie. Die Folge sind unausgegorene Projekte wie der Nutriscore, der auf einen Blick zeigen soll, wie gesund der Nährstoffmix eines Produktes ist. Über diese Maßnahme wurde jahrelang mit Vertretern aller möglichen Lobbyverbände diskutiert. Am Ende stand dann eine weitgehend wirkungsbefreite Kennzeichnungsmöglichkeit, nicht eine Pflicht.

Denn Hersteller können selbst entscheiden, ob sie Nutriscore-Angaben auf die Produktpackungen drucken – von einem grünen »A« für »gesund« bis zu einem roten »E« für »ungesund«. Dazu ist das System nicht aussagekräftig: So wird etwa nur die Menge von

Fett bewertet, nicht seine Qualität. In der Folge tragen ultragesunde Lebensmittel wie naturbelassene Nüsse mitunter ein »D«, während manche absolut ungesunde TK-Pizza ein »B« erhält. So etwas ist absurd – und das Lob, das sich Politiker für den Nutriscore aussprechen, in Wahrheit einfach nur unangemessen selbstgerecht.

Unter den Entscheidern herrscht Unwissen

Doch nicht allein der Wille zur sinnvollen Regulierung fehlt, oft haben Politiker auch schlicht keine Ahnung, was gesunde Ernährung wirklich bedeutet – und keine Lust, auf wissenschaftliche Beiräte zu hören, die weiterhelfen könnten. Bei einer Innenpolitikerin wäre fehlendes Ernährungswissen kein allzu großes Problem. Wohl aber bei Angestellten im Landwirtschaftsministerium, dem zugleich das Ernährungsministerium angegliedert ist. Schon das ist ein Fehler: Die Ernährung gehört dringend ins Gesundheitsressort! Denn die grundsätzliche Versorgung der Menschen hierzulande ist heute, anders als früher, gesichert. Nicht aber die Versorgung mit dem Richtigen, das Verbraucher gesund hält statt krank macht.

Erkenntnisse werden nicht umgesetzt

Aufgrund ihres Unwissens entgehen Politikern oft entscheidende Studienergebnisse, die es in der Ernährungswissenschaft inzwischen zuhauf gibt. Praktische Maßnahmen, die sich zum Wohl der Bürger daraus ableiten ließen, kommen deshalb gar nicht oder viel zu langsam. Ein Beispiel sind die Disease-Management-Programme (DMP): Dabei handelt es sich um strukturierte Behandlungsprogramme für chronisch Kranke, die auf aktuellen Erkenntnissen der evidenzbasierten Medizin beruhen. Patienten können sich in die Programme einschreiben und bekommen eine angemessene Versorgung garantiert, um etwa das Risiko von Folgeschäden zu verhindern. Ein solches DMP gibt es etwa für Diabetes Typ 1 und 2. Nicht aber für Adipositas, hier steckt die Ausarbeitung erst in den Anfängen. Dabei ist seit Jahrzehnten klar: Fettleibigkeit ist eine der häufigsten und folgenreichsten Krankheiten unserer Zeit und tötet täglich Menschen. Ähnlich schlimm und kaum zu glauben: Im DMP für Typ-2-Diabetes ist Normalgewicht kein Behandlungsziel. Sind Langzeitblutzucker, Blutdruck, Blutfettwerte und einige andere Parameter im Lot, gilt der Patient als gut behandelt. Egal, wie schwer er unter der Therapie geworden ist. Das ist ein Skandal – hat doch bei den meisten Patienten das Übergewicht die Krankheit ausgelöst!

Eine Anekdote

Vor einiger Zeit erklärte Ilse Aigner, damals Ministerin für Ernährung, in einem Interview: »Nüsse zum Beispiel sind Bestandteil einer guten Ernährung, aber nicht kiloweise. Apfelsaft enthält Fruchtzucker, ist aber trotzdem gesünder als manches Null-Kalorien-Getränk.« So ein Quatsch! Nüsse sättigen viel zu gut, als dass sich jemand daran überessen könnte. Und Saft ist für den Stoffwechsel so schlecht wie ein Softdrink. Wasser oder ungesüßter Tee, diese Wahl hätte die Ministerin propagieren sollen! Auch wenn das Interview zehn Jahre zurückliegt – an solchem Unwissen hat sich meiner Erfahrung nach nicht viel geändert.

Gesunde Ernährung ist auch eine Geldfrage

Ein weiteres Grundproblem, das die Politik ignoriert: Aktuell können sich viele Menschen hierzulande eine artgerechte Ernährung schlicht nicht leisten. Weil die staatlichen Leistungen, die sie erhalten, zu knapp bemessen sind. Wer nun aber fordert, die Bezüge zu erhöhen, hört zuverlässig Sätze wie: »Wenn die mehr Geld hätten, würden die sich doch eh nur mehr Zigaretten und Alkohol kaufen«. »Die« meint dabei jene sieben Millionen Menschen in Deutschland, die etwa von Hartz IV oder Grundsicherung im Alter leben.

Solche menschenverachtenden Aussagen gehen an der Realität komplett vorbei. Und diese Realität ist unwürdig: Einem Single mit Hartz IV beispielsweise stehen laut den offiziellen Berechnungen etwa 155 Euro für Nahrung und Getränke im Monat zu. Eine vollwertige Ernährung lässt sich damit Studien zufolge nicht bewerkstelligen – und zwar sehr deutlich nicht. 300 Euro wären meinen Schätzungen zufolge das Minimum, um sich artgerecht ernähren zu können; eine Bio-Qualität der Lebensmittel nicht eingerechnet.

Ungünstige Lebensmittel sind bezahlbarer

Die zu niedrigen Sätze sowie die fehlende Preisregulierung seitens des Staates sind Hauptgründe, warum arme Menschen häufig zu hochkalorischen, ungesunden Fertigprodukten greifen. Denn diese sind in den meisten Fällen sehr viel billiger als unverarbeitete, frische Lebensmittel. Zwei Beispiele: Eine Packung Instant-Kartoffelpüree für 18 Portionen kostet im Discounter bei mir um die Ecke soviel wie 0,8 Kilo Bio-Kartoffeln. Man bekommt für das gleiche Geld also 2100 Kalorien aus einem Fertigprodukt versus 600 Kalorien aus ökologisch produzierter Frischware, die doch für jeden erschwinglich sein sollte. Noch krasser ist es bei Snacks. Ich rate meinen Patienten immer, Rohkost zu naschen anstelle von Chips. Doch diese Umstellung muss man sich leisten können: Für den Preis von 1 Kilo Bio-Möhren bekommen Verbraucher zwei 200-Gramm-Tüten Erdnussflips. Macht etwa 2200 ungesunde versus 350 gesunde Kalorien.

Von Armut Betroffene haben keine Wahl

Bei so einem Ungleichgewicht ist klar, dass Menschen, wenn das Geld knapp ist, die hochkalorischen Fertigprodukte wählen (müssen). Zumal dann, wenn die Inflation rasant steigt: Im April 2022 beispielsweise lag der Preis für frisches Gemüse um zehn Prozent höher als im Jahr davor – bei Tomaten waren es sogar 40 Prozent mehr. Entsprechend zeigt eine Statistik: Jeder fünfte von Armut betroffene Mensch kann sich hierzulande nicht einmal jeden zweiten Tag eine vollwertige Mahlzeit leisten.

Diese Benachteiligung führt dazu, dass Einkommensschwache im Schnitt besonders viel von ungünstigen Makronährstoffen – wie Fett und schnell verdauliche Kohlenhydrate – zu sich nehmen und gleichzeitig zu wenig gesunde Mikronährstoffe wie Vitamine und Mineralstoffe. Entsprechend weisen von Armut Betroffene überdurchschnittlich häufig einen ausgeprägten Mangel an Jod auf, viele

Frauen dazu einen Eisenmangel. Millionen Menschen sind damit überproportional vom so üblen Paradox der modernen Ernährung betroffen: Sie sind einerseits überernährt, andererseits mangelversorgt – in einem der reichsten Länder der Welt (s. S. 76).

Folgen für die Gesundheit sind katastrophal

Den Preis für den politischen Unwillen, an diesem Zustand etwas zu ändern, zahlen allein die von Armut Betroffenen: Sie sind nicht nur anfälliger für beinahe alle Krankheiten, sondern dazu häufiger von schweren Verläufen bedroht, beispielsweise bei Infektionen – weil unter anderem ihr Immunsystem im Schnitt schlechter arbeitet. Das Verheerende: Diese negativen Auswirkungen einer Mangelversorgung mit wichtigen Nährstoffen vererben sich. Schon länger ist etwa bekannt, dass Einkommen und sozialer Status der Eltern im Zusammenhang stehen mit der Größe der Gehirne ihrer Kinder. Ähnlich geben einkommensschwache Eltern eine (epi-)genetische Veranlagung für chronische Krankheiten an den Nachwuchs weiter.

Die ersten 1000 Tage im Leben sind entscheidend

Diese ungute Prägung liegt unter anderem daran, dass Kinder in den ersten drei Lebensjahren, angefangen im Mutterleib, auf eine bestimmte Stoffwechsellage hin programmiert werden. Isst die werdende Mutter etwa oft zu viele leicht verdauliche Kohlenhydrate, produziert der Fötus zu viel Insulin. Dies bremst die Fettverbrennung: Oft haben die Babys dann ein überdurchschnittliches Geburtsgewicht – und später ein höheres Risiko, Adipositas, Diabetes und weitere Folgekrankheiten des gestörten Stoffwechsels zu entwickeln.

Doch nicht nur beim Stoffwechsel stellt eine ungünstige Ernährung die Weichen auf Katastrophe. Ein Jodmangel etwa, der bei von Armut Betroffenen wieder vergleichsweise häufig auftritt, verzögert die geistige Entwicklung von Kindern und Jugendlichen. Dies kann als eine Ursache dafür gelten, dass Wissenschaftler schon bei Kleinkindern von unter einem Jahr Entwicklungsunterschiede finden – je nach sozioökonomischem Status der Eltern. Diese Verzögerungen können die betroffenen Kinder kaum mehr aufholen.

Sozioökonomischer Status und Gesundheit – die Misere in Zahlen

- 6,9 Mio. Menschen in Deutschland erhalten Leistungen wie Hartz IV/Grundsicherung im Alter.
- 16,1 % der Deutschen gelten als armutsgefährdet.
- 1,65 Mio. Deutsche nutzen die gut 2000 Ausgabestellen der Tafeln zur Lebensmittelversorgung.
- Kinder aus ärmeren Familien haben ein vierfach erhöhtes Risiko für Adipositas.
- Kinder aus kinderreichen Familien sind im Schnitt 1,8 cm kleiner als gleichaltrige Einzelkinder.

Quellen: Statist. Bundesamt, Statista, Tafel e. V., Society of Nutrition and Food Science

Die Politik ist zu langsam

Bislang scheint dieses System in Stein gemeißelt, das Armut zu einer Never-Ending-Story macht. Besonders unverständlich ist für mich dabei die Berechnung der Hartz-IV-Sätze: Sie erfolgt nicht über Schätzungen zur Frage, was Menschen an Geld bräuchten, um sich artgerecht ernähren zu können. Stattdessen orientiert sie sich an der sogenannten Einkommens- und Verbrauchsstichprobe, die zeigt, was Menschen durchschnittlich ausgeben, beispielsweise für Lebensmittel. Und weil das bei den Einkommensschwachen eben wenig ist, bekommen sie auch weiterhin wenig Geld für Nahrung zugesprochen. Man müsste also dringend darüber diskutieren, wie sich die Berechnungen besser anstellen ließen. Und auch darüber, wie man das Thema Ernährung in den Ausbildungsplänen von Ärzten und Hebammen verankern könnte, um so (werdende) Eltern über Mangelernährung detailliert aufzuklären, das 1000-Tage-Fenster (s. S. 32) besser zu nutzen und Kindern auf diese Weise einen besseren Start ins Leben zu sichern. Stattdessen passiert – nichts.

Immerhin: Es besteht Hoffnung

Immer mehr Verantwortliche zeigen, dass sie zumindest im Ansatz um diese Zusammenhänge wissen – und daran etwas ändern wollen. Auch deshalb, weil klar ist: Wer sich artgerecht ernähren kann, ist besser in der Schule und insgesamt sehr viel leistungsfähiger, zudem schont eine solche Ernährung die Umwelt. So kann ich zumindest hoffen, dass Politiker ihre Versprechen halten, die sie etwa im Koalitionsvertrag festgeschrieben haben. Hoffen, dass sie beispielsweise endlich, insbesondere mit Blick auf die Kinder, eine Ernährungsstrategie beschließen, um eine gesündere Umgebung im Alltag zu schaffen. Dass sie tatsächlich die Standards der Deutschen Gesellschaft für Ernährung (DGE) aktualisieren und diese in der Gemeinschaftsverpflegung als Standard etablieren. Und dass sie konsequent eine vorwiegend pflanzliche Ernährung propagieren und mit staatlichen Maßnahmen dafür sorgen, dass sich alle eine solche Ernährung leisten können. Indes: Zur Hoffnung gesellt sich bei mir die Sorge, dass doch wieder das Ungare und allzu Simple gewinnen wird.

Wenig durchdachte Forderungen

Ein Beispiel für solche zu einfachen Vorstöße ist jener zur Erhöhung des Fleischpreises, wie ihn etwa Cem Özdemir Anfang 2022 als Bundesminister für Ernährung und Landwirtschaft unternommen hat. Er wollte Fleischwaren teurer machen, um über die Mehreinnahmen das Tierwohl zu stärken, Landwirte zu unterstützen und die Umwelt zu schonen. So schlüssig das wirken mag, so sicher befördert eine solche Idee die soziale Ungleichheit und die Spaltung der Gesellschaft weiter. Das hat zwei Gründe. Zum einen unterstellt eine solche Forderung: Wer günstiges Fleisch kauft – wie eben Einkommensschwache –, dem sind Tierwohl, Umweltschutz und ein guter Lohn der Landwirte egal. Zum anderen ignoriert sie, dass sich viele, wie erläutert, eine pflanzenbasierte Ernährung schlicht nicht leisten können, wenn Paprika so viel kostet wie Hackfleisch. Den Fleischpreis zu erhöhen und von einem Grundnahrungsmittel zum Luxusgut zu erheben, ohne gleichzeitig pflanzliche Produkte günstiger zu machen oder die Bezüge zu erhöhen, würde die bereits übermäßig stark belasteten Einkommensschwachen zusätzlich benachteiligen.

Groß gedachte Lösungen müssen her

Was es stattdessen braucht, hat die Autorin Samira El Ouassil im »Spiegel« Ende 2021 treffend zusammengefasst: »Nicht der einzelne Hartz-IV-Empfangende oder die Familie am Existenzminimum sollte gezwungen werden, das Klima zu retten. Das Problem ist struktureller Natur – und es muss daher strukturell gelöst werden, nicht erst beim Endverbraucher.« Dazu gehört, soziale Leistungen zu erhöhen, um Menschen aus der Armut zu holen, damit sie überhaupt die Wahl haben, sich gesund oder ungesund zu ernähren. Außerdem müssten die Produktionsverhältnisse im Großen geändert werden, damit Tiere und Klima weniger leiden.

Beim Schweinefleischexport etwa steht Deutschland auf Platz drei in der Welt. Das darf nicht mehr gefeiert werden, denn solche hohen Ausfuhren sind nur durch einen extrem günstigen Preis möglich. Und der wird teuer erkauft durch unwürdigste Lebensbedingungen der Tiere und Arbeitsbedingungen der Angestellten in der Fleischproduktion. Statt in die Fleischindustrie müssten Subventionen und sonstige Förderungen in die ökologische Landwirtschaft fließen.

Was Sie selbst gegen die Misere tun können

Bis sich im Großen etwas verändert, wird die Verantwortung für eine gesunde Ernährung leider noch für viele Jahre beim Einzelnen bleiben. Orientierung bietet dabei mein Konzept der artgerechten Ernährung, das ich in mehr als 30 Jahren praktischer Arbeit als

Ernährungsmediziner entwickelt habe. Die Grundidee dahinter: Wir Menschen bilden – wie Schimpanse, Seeotter und Biene – ebenfalls eine Tierart, den Homo sapiens. Dementsprechend gibt es auch für uns eine artgerechte Ernährung. Eine Ernährung also, die unseren körperlichen Voraussetzungen ebenso Rechnung trägt wie dem modernen Umfeld, in dem wir leben.

Die Regeln artgerechter Ernährung anwenden

Mein Konzept besteht aus wenigen Regeln. Wer versucht, sie langsam, Stück für Stück, im Alltag umzusetzen, kann ernährungsbedingten Krankheiten vorbeugen oder, sofern bereits Beschwerden bestehen, diese mildern.

- **So viel Gemüse wie möglich:** 400 Gramm Gurke, Paprika, Möhren, Kohl und Co. am Tag wären gut, 500 Gramm ideal. Dabei muss es nicht unbedingt gleich Bio-Ware sein: Konventionell angebautes Gemüse ist auf jeden Fall besser als jedes verarbeitete Produkt. Tipp: Wer regional und saisonal kauft, kann deutlich sparen – oft sind so auch Bio-Produkte erschwinglich.

- **Ausreichend Eiweiß:** 0,8 bis 1,2 Gramm Protein pro Kilo Normalgewicht sollten es sein. Besonders wertvoll: pflanzliche Proteine, etwa aus Hülsenfrüchten. Diese dürfen daher täglich auf den Teller, Fleischwaren als Eiweißquelle hingegen maximal zweimal pro Woche (100–300 Gramm insgesamt genügen).

Diese Maßnahmen sind nicht nur gesund, sondern helfen ebenfalls wieder, Geld zu sparen. Sodass dann auch beim Fleisch ab und an mal Bio-Ware drin sein könnte.

- **Kaum Fertigprodukte:** Konsumieren Sie so wenig ultraverarbeitete Nahrungsmittel wie möglich. Denn Wurst, Gebäck, Instant-Gerichte, Pommes und Chips liefern jede Menge schlechte Fette und zu viele leicht verdauliche Kohlenhydrate.

- **Mehr günstige Fettsäuren:** Nehmen Sie täglich etwa 2 Esslöffel Lein-, Hanf-, Oliven- oder Nussöl zu sich, außerdem 30 Gramm Samen, Nüsse und Kerne sowie zweimal pro Woche fetten Seefisch (wieder genügen 100–300 Gramm insgesamt).

- **Weniger schnell verfügbare Kohlenhydrate:** Schokolade, Softdrinks sowie typische Beilagen liefern viel Energie, die wir im Alltag nicht verbrennen. Sparen Sie daran, etwa, indem Sie Ihre Beilagenportion halbieren. Wählen Sie zudem stets die Vollkorn- oder Hülsenfruchtvariante, zum Beispiel bei Nudeln.

- **Keine Snacks:** Essen Sie maximal drei Mahlzeiten am Tag. Lassen Sie zwischen den Mahlzeiten mindestens 4 Stunden vergehen. In dieser Esspause sollten Sie idealerweise gar nichts konsumieren, auch nichts Gesundes. Falls es wirklich mal ein Stück Schokolade oder ein Dessert sein muss, dann am besten direkt im Anschluss an eine Hauptmahlzeit genießen – so vermeiden Sie Blutzuckerspitzen zwischen den Mahlzeiten.

- **30 Gramm Ballaststoffe am Tag:** Essen Sie möglichst häufig Ballaststoffreiches, wie etwa Hülsenfrüchte, Vollkornprodukte, Haferflocken, Nüsse und Kohlgemüse.

- **Ausreichend Wasser:** Etwa 30 Milliliter Flüssigkeit pro Kilo Körpergewicht braucht der Mensch pro Tag. Bei einer Person von 80 Kilogramm Körpergewicht wären das 2,4 Liter. Rund 800 Milliliter nehmen wir meist über das Essen auf. Decken Sie den restlichen Bedarf mithilfe von Wasser und ungesüßten Tees.

- **So wenig Alkohol wie möglich:** Das Nervengift schadet dem ganzen Körper. Gerade noch tolerabel sind pro Tag für Frauen 10 Milligramm Alkohol (das entspricht 125 Milliliter Wein oder 250 Milliliter Bier), für Männer gilt die doppelte Menge.

Schaffen Sie sich Ihren eigenen Nutriscore

Besser als jede offizielle Nährwertkennzeichnung ist eine selbst erstellte Tagesbilanz. Protokollieren Sie dafür Ihr Essen an mindestens zwei Tagen der Woche. Schauen Sie dann, was Sie erreicht haben: Sind Sie auf die empfohlenen 500 Gramm Gemüse gekommen? Auf die 30 Gramm Ballaststoffe und die 2 Esslöffel hochwertiges Öl? Und waren es weniger als 25 Gramm »freier« Zucker, also Zucker aus Säften, Softdrinks, Fertiggerichten und Süßigkeiten? Sehr bequem geht das Protokollieren mit einer App, wie zum Beispiel meiner App »MyFoodDoctor«, die eine kostenlose Tagebuchfunktion bietet.

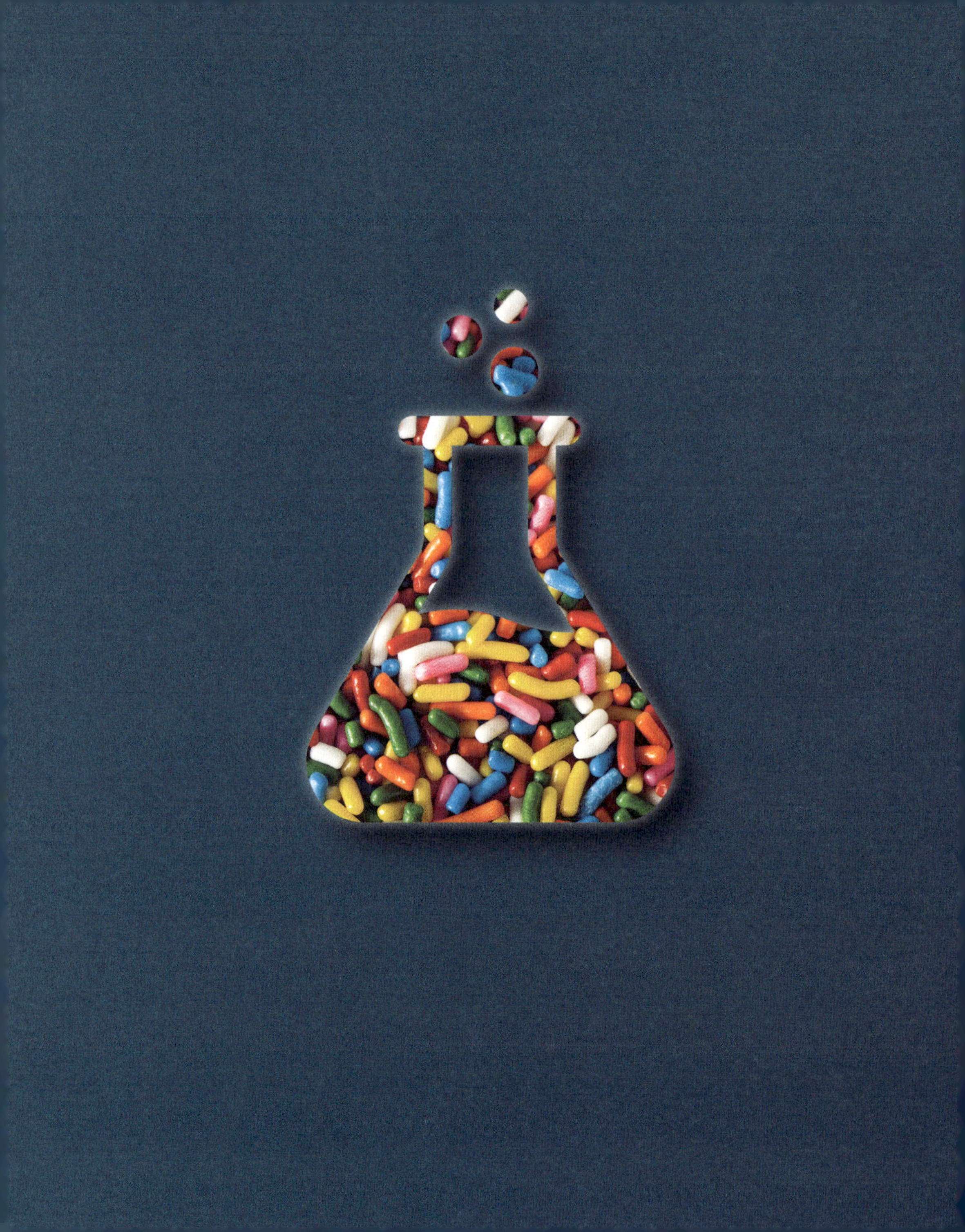

3

Zugabe! Wenn Nahrung aus dem Labor kommt

Von Täuschungen und Tricks der Hersteller

Bunt oder weiß? Intensiv-geschmackvoll oder zurückhaltend-aromatisch? Frisch-glänzend oder elegant-matt? Die Lebensmittelindustrie hat genaue Vorstellungen davon, wie ihre Produkte daherkommen sollen. Auf die Kraft von Mutter Natur verlässt sie sich dabei nicht. Stattdessen nutzen Nahrungsmittelhersteller jede Menge Chemie, um ihre Waren ansehnlich und einigermaßen schmackhaft zu gestalten: künstlich hergestellte Geschmacksverstärker etwa, Aromastoffe, Bindemittel und Farbstoffe. Viele dieser Zusatzstoffe haben eine ganz spezifische, oft negative Wirkung auf die Organsysteme im menschlichen Körper, wie beispielsweise auf den Darm. Das Erschreckende: Diese Wirkungen werden in den Studien, die für die Zulassung solcher Stoffe nötig sind, nur selten untersucht. Das ist eigentlich unglaublich – schließlich sollen solche Untersuchungen die Unbedenklichkeit der Substanzen belegen. Wie gesundheitsschädlich die Zusatzstoffe tatsächlich sind, müssen unabhängige, teils großangelegte Studien zeigen. Und das tun sie auch.

Vor allem der Darm leidet

Diesen Studien zufolge verderben die künstlich aufgemöbelten Produkte der Lebensmittelindustrie, wie schon angedeutet, mit ihrem intensiven Aroma zunächst unseren Geschmackssinn. Und zwar derart, dass natürliche Lebensmittel im direkten Vergleich kaum noch eine Chance haben – einfach, weil der mit Zusatzstoffen versetzte Fertigjoghurt stets süßer und fruchtiger daherkommt als die naturbelassene Variante mit frischem Obst.

Zum anderen greifen einige Zusatzstoffe unseren Organismus direkt an – wie zum Beispiel Carrageen (»E407«), ein pflanzliches Gelier- und Verdickungsmittel, das unter anderem in Joghurts, Sprühsahne und Wurst enthalten ist. Dieser Stoff kann Untersuchungen zufolge die Darmflora schädigen. Viele weitere Zusatzstoffe fördern chronische Darmentzündungen, indem sie die Barriereschicht der Darmschleimhaut angreifen. Damit beschleunigen sie die Entwicklung von Krankheiten, die auf chronischen Entzündungsprozessen im Körper beruhen – wie etwa Diabetes, rheumatische Erkrankungen oder Colitis ulcerosa. Darüber hinaus stehen viele Zusatzstoffe im Verdacht, die Krebsentstehung zu begünstigen.

Der Konsum von Zusatzstoffen ist hoch

Bliebe es bei einigen wenigen Zusatzstoffen in unserer Nahrung, niemand würde Schaden nehmen, zumindest keinen großen. Schließlich steckt beispielsweise in einer Portion Sprühsahne keine riesige

Menge Carrageen, außerdem genießen wir solche Produkte im besten Fall nicht allzu häufig. Allerdings sind aktuell rund 320 Zusatzstoffe zugelassen, sodass wir täglich sehr viele davon zu uns nehmen – in unterschiedlichen Kombinationen. In welchem Umfang künstlich aufpolierte Produkte inzwischen unseren Speiseplan bestimmen, hat eine englische Studie gezeigt: Demnach stammen 50 bis 60 Prozent der aufgenommenen Kalorien in England aus industriell hergestellter Nahrung. Eine Zahl, die meiner Erfahrung nach hierzulande kaum geringer ausfallen dürfte. Und so liegen bei fast jeder Mahlzeit mehrere künstliche Substanzen mit auf dem Teller – mit entsprechender Wirkung auf den Körper.

Das Verdachtsmodell müsste gelten

Die künstlich aufgepimpten Produkte der Lebensmittelindustrie stellen also eine Gesundheitsgefährdung dar, deren Ausmaß sich kaum überschätzen lässt. Daher sollte das Verdachtsmodell gelten: Besteht der Verdacht, dass ein Stoff schädlich ist, müsste er komplett verboten werden. Doch Behörden sehen das häufig anders. Etwa bei Titandioxid: Seit August 2022 darf der weiße Farbstoff zwar in Lebensmitteln nicht mehr verwendet werden. Wohl aber weiterhin in Kosmetika, zu denen auch Zahnpasta gehört. Lesen Sie daher stets die Liste von Inhaltsstoffen und Zutaten bei allen industriellen Produkten – bei Lebensmitteln ebenso wie bei Nahrungsergänzungsmitteln. Und meiden Sie am besten alles, was die besonders schädlichen Zusatzstoffe aus der Tabelle rechts enthält.

Stoffgruppe	Steckt zum Beispiel oft in …
Geschmacksverstärker (z. B. Na.-Glutamat, E621)	Fertiggerichten, Tütensuppen, Kartoffelchips, asiatischen Fast-Food-Gerichten
Süßstoffe (z. B. Aspartam, E951; Cyclamat, E952)	Softdrinks, Süßwaren, Kaugummi, Joghurt, kalorienreduzierten Produkten, Konserven, Brotaufstrichen, Tafelsüße
Farbstoffe (z. B. Tartrazin, E102; Chinolingelb, E104; Erythrosin, E127)	Senf, Sirup, Fleischersatzprodukten, Kuchen, Keksen, Likör, Wein, Süßigkeiten, Eis, (Schmelz-)Käse, Knabbereien, Süßwaren, Marmeladen, Nahrungsergänzungsmitteln, Obstkonserven, Cocktailkirschen
Phosphate (z. B. Phosphorsäure, E338)	TK-Pizza, Cola, Bier, Schmelzkäse, Milchpulver, Sahneerzeugnissen, Backwaren, Tütensuppen, Wurstwaren
Sulfite (z. B. Schwefeldioxid, E220; Natriumsulfit, E221)	Trockenfrüchten, Kartoffelerzeugnissen, Gebäck, Kuchen, Fruchtsäften, Wein, Gelatine, Marmeladen, Wurst- und Fleischwaren, Krustentieren
Konservierungsmittel (z. B. Benzoesäure, E210)	Soft- und Energydrinks, Konserven, zuckerreduzierten Konfitüren und Marmeladen, Saucen, Ketchup, Senf, Oliven, Aspik
Antioxidationsmittel (z. B. tert.-Butylhydrochinon, THBQ, E319)	Milchpulver, Fetten und Ölen, Brotaufstrichen, Kartoffelerzeugnissen, Kaugummi, Backwaren, Fleischwaren, Würzmittel, Brühen, Suppen, Saucen, Knabbereien

Lobbyarbeit verhindert Verbraucherschutz

Umfassende gesetzliche Regelungen, die den Einsatz von Zusatzstoffen begrenzen würden, fehlen. Das liegt nicht nur am bereits erwähnten fehlenden Ernährungswissen und Regulierungswillen der Verantwortlichen, sondern vor allem auch an der mal mehr, mal weniger versteckten Arbeit von Lobbyorganisationen im Dienst der Lebensmittelindustrie. Diese versuchen mit teils milliardenteuren Kampagnen, Politiker direkt zu beeinflussen und sinnvolle Vorhaben zu stoppen – oder diese zumindest massiv zugunsten der Hersteller zu beeinflussen.

Ein Beispiel bilden die Regelungen zur Schriftgröße von Verbraucherinformationen. Angaben zu Nährwerten und Zutaten dürfen aktuell sehr klein auf Verpackungen gedruckt werden. So muss ein kleines »x« gerade einmal 1,2 Millimeter messen. Und dass, obwohl die europäische Kommission, wie Foodwatch zeigte, Vorgaben für eine größere Schrift vorgesehen hatte. Doch wie bei so vielen anderen Plänen auch agierten die Lobbyverbände daraufhin mit vollem Einsatz im Hintergrund. Am Ende standen als Erfolg der Einflussversuche die winzigen 1,2 Millimeter.

Manchmal darf es sogar noch ein bisschen weniger sein: Denn bei besonders kleinen Verpackungen sind auch 0,9 Millimeter noch legal. Für die Nahrungsmittelhersteller ist es dadurch ein Leichtes, Verbrauchern buchstäblich ein X für ein U vorzumachen. Und so dürften sich die Lobbyisten jedes Mal auf die Schulter klopfen, wenn sie einen Verbraucher wie mich beim vergeblichen Versuch beobachten, Zutatenlisten zu entziffern.

Die Industrie darf ganz legal täuschen

Hinzu kommt: Das, was auf den Packungen verzeichnet steht, ist meist nicht nur schwer zu lesen, sondern oft auch Beleg einer Täuschung. Beispielsweise werben viele Hersteller von Fertigwaren damit, diese würden viel vom Naturprodukt Honig enthalten. Hersteller von griechischen Joghurtzubereitungen mit Honig etwa drucken dann Bilder von goldgelben Waben auf ihre Produkte. Tatsächlich steckt in solchen Produkte meist jedoch nur ein Bruchteil echter Honig. Der Großteil der klebrigen Süße, die den Joghurt zum Nachtisch macht, besteht aus Glukosesirup, Farbstoff, Verdickungsmitteln und Emulgatoren. Eine ähnliche Irreführung der Verbraucher geschieht bei Müslis. Dort wird häufig mit vielen Nüssen auf der Verpackung geworben. Tatsächlich aber ist der Nussanteil meist gering, der Anteil an billigen Trockenfrüchten dagegen hoch. Oder es kommt Schokolade dazu. All das treibt den Zuckergehalt nach oben, weshalb die meisten der als gesund angepriesenen Müslimischungen in Wahrheit Krankheiten wie Diabetes und Fettleber fördern.

Einsatz von Zusatzstoffen wird verschleiert

Die Industrie versucht allerdings nicht nur, über grelles Marketing ihren Produkten einen natürlichen Anstrich zu geben, sie vertuscht zudem auf perfide Art und Weise, wie viele künstliche Zusatzstoffe ihre hochverarbeiteten Laborerzeugnisse enthalten. Etwa in Sachen Glutamat (kurz für »Mononatriumglutamat«): Dieser Stoff, auch als »E621« kategorisiert, verstärkt bei den weitgehend geschmacksbefreiten Fertigprodukten das Aroma – hält inzwischen aber viele Verbraucher vom Kauf ab. Und so benutzen Hersteller den Stoff zwar weiter, aber in anderer Form. Beispielsweise kommt Glutamat auch in Hefeextrakt sowie in pflanzlichem und tierischem Eiweiß vor. Wenn eine Zutatenliste also »Hefeextrakt« verzeichnet, ist dieser häufig aufgrund der darin enthaltenen geschmacksverstärkenden Glutaminsäuren beigemischt. Nur, dass es natürlicher und damit gesünder klingt als »E621«.

Und auch, wenn dieses Glutamat tatsächlich ein natürlicher Stoff ist, der etwa genauso in Tomaten steckt und an sich nicht schädlich ist, bleibt der massenhafte Einsatz von Hefeextrakt und auch Molkeneiweiß trotzdem ein Problem. Denn beide Stoffe helfen, Fertigprodukte geschmacklich so aufzumöbeln, dass wir mehr davon essen wollen. Laborprodukte, die mit artgerechter Ernährung nichts zu tun haben und uns nachweislich schaden. Nur ist dies für Verbraucher kaum zu erkennen. Denn rein rechtlich ist Hefeextrakt kein Zusatzstoff – weshalb er auch keine E-Nummer trägt.

Sponsoring verschlimmert alles noch mehr

Lobbyarbeit und Verbrauchertäuschung sind jedoch nur die eine Seite der Medaille. Die andere Seite bilden Marketingmaßnahmen, mit denen Nahrungsmittelproduzenten versuchen, das eigene Image aufzupolieren. Die Beispiele für solche Aktionen sind so zahlreich wie – für mich als Ernährungsmediziner – ekelhaft! So hat etwa

Knorr, bekannt für seine Fix-Produkte aus der Tüte, eine Petition mit dem Titel »Ernährung auf den Lehrplan« lanciert. Um sich den Anschein zu geben, im Sinne der Konsumenten für eine bessere Ernährungsbildung zu kämpfen. »Eine gesunde Esskultur mit Zutaten und Produkten mit guter Qualität liegt uns am Herzen«, schreibt Knorr zum Beispiel. Oder: »Unser Ziel ist es, eine neue und bessere Art zu essen anzuregen, die für jeden schmackhaft und leicht zuzubereiten ist.« Produkte »mit verbessertem Ernährungsprofil« will Knorr dazu anbieten. Heißt auf Deutsch: Statt »richtig schlecht« sind die Produkte nur noch schlecht. Geradezu übel aber wird mir, wenn ich lese, dass Laborproduktehersteller als Sponsoren für Mittagessen an Kitas und Schulen auftreten. Oder mit »Gebäckspenden« für sich werben. Oder Turniere örtlicher Fußballvereine mit Freigetränken unterstützen. Dabei ist es eine Uraufgabe des Staates, für eine artgerechte Verpflegung der Jüngsten zu sorgen, insbesondere in den Bildungseinrichtungen! Dass es überhaupt erlaubt ist, hier Unternehmen das Feld zu überlassen, finde ich unfassbar. Denn deren einziges Ziel besteht doch darin, im Sinne ihrer Aktionäre mit wenig Geld stabile

Eine Anekdote

Die Fußball-EM 2021 wird mir wegen einer Szene mit Portugals Superstar Cristiano Ronaldo in der Hauptrolle auf ewig in Erinnerung bleiben. Während einer Pressekonferenz hatte Coca Cola, einer der Hauptsponsoren des Turniers, Ronaldo als Werbefigur für sich nutzen wollen und zwei Colaflaschen vor ihm platziert. Doch was tat der Stürmer? Rückte die schädlichen Getränke weit von sich weg, sagte: »Coca Cola, bah!« – und hielt stattdessen eine Flasche Mineralwasser in die Kameras. Wie ich ihn dafür gefeiert habe!

Bindungen zu den Kunden von morgen zu knüpfen. Darüber hinaus scheuen sich die Unternehmen auch nicht, direkt bei den Entscheidern mit Geschenken für sich zu werben. Spannende Beispiele führt der ehemalige Foodwatch-Chef Martin Rücker in seinem Buch »Ihr macht uns krank« auf. So schreibt er, dass etwa der »FC Bundestag«, die Fußballmannschaft der Abgeordneten, bei einem Benefizturnier schon mal Getränke im Wert von 1500 Euro von Coca Cola spendiert bekommen hat.

Die Industrie beeinflusst auch die Forschung

Die Wissenschaft ist ein weiterer Bereich, in dem sich Nahrungsmittelhersteller finanziell engagieren, um Stimmung in eigener Sache zu machen. Wieder wäre es Aufgabe des Staates, solide ernährungswissenschaftliche Forschung mit ausreichend Geld zu fördern. Stattdessen werden immer mehr Studien von Nahrungsmittelmultis direkt finanziert – oder indirekt über scheinbar unabhängige Institute, denen sie Mittel zuweisen.

Verwundern kann dieses Bemühen nicht. Denn sauber arbeitende Forscher und Forscherinnen sind die Endgegner der Lebensmittelindustrie: Schließlich belegen deren Studien immer deutlicher, dass uns ein regelmäßiger Konsum von Fertigprodukten Lebensjahre kostet – und insbesondere Zucker, gesättigte Fettsäuren und Zusatzstoffe der Gesundheit schaden. Da die meisten Verbraucher den Wissenschaftlern vertrauen, ist der Versuch der Industrie, sie zu beeinflussen, nur allzu verständlich.

Ergebnisse gekaufter Studien sind oft absurd

Durch das Sponsoring kommt es zu unsauberen »Studien« mit teils irre anmutenden »Erkenntnissen«. Beispielsweise taucht immer wieder das Märchen auf, hochverarbeitete Lebensmittel seien absolut unbedenklich. Verkaufen Forscher ihre akademische Seele komplett, erklären sie sogar, Light-Softdrinks seien nicht nur unschädlich, sondern könnten sogar helfen, erfolgreich abzunehmen. Und das, obwohl die Zahl der Übergewichtigen laut Statistik parallel zum Konsum kalorienfreier Süßgetränke steigt – seit Jahren! Lebensmittelhersteller belassen es allerdings nicht dabei, mit unredlicher Forschungsarbeit die Öffentlichkeit zu beeinflussen. Immer öfter nutzen sie zudem die inzwischen teils riesige Werbemacht von Influencern, um in den Sozialen Medien fundierte Erkenntnisse ernsthafter Wissenschaftler in Misskredit zu bringen – und so die Verwirrung unter den Konsumenten zu verstärken.

Ein prominentes Beispiel ist der mit harten Bandagen geführte Kampf um die Empfehlungen zur idealen Proteinmenge am Tag. Für die Wissenschaft ist klar: Eine aus-

Industrie-Einfluss auf die Forschung – die Misere in Zahlen

- 13 % von ca. 1500 Artikeln, die 2008 in zehn Fachmagazinen zu Diät und Ernährung erschienen, waren mit der Industrie verknüpft.
- Mehr als jede zweite dieser Arbeiten ergab eine vermeintlich gesundheitsfördernde Wirkung des untersuchten Produkts – oder ließ Nachweise zu einer schädlichen Wirkung weg.
- Bei den Studien ohne Industriebeteiligung war dies nur in jeder zehnten Arbeit der Fall.

Quelle: Sacks, G. et al. (2020)

reichende Versorgung mit 0,8 bis 1,2 Gramm Eiweiß pro Kilo Normalgewicht ist gesund und wichtig! Mehr Eiweiß indes brauchen nur Leistungssportler, die einen extremen Muskelaufbau betreiben. Für Otto-Normal-Sportler dagegen bringt ein solches Zuviel an Eiweiß nicht nur keinen Nutzen, es kann sogar schaden! Denn der menschliche Organismus kann nur etwa 30 bis 40 Gramm Eiweiß pro Mahlzeit sinnvoll verstoffwechseln. Alles, was darüber hinausgeht, wandelt er in Fett um – und das speichert er bevorzugt am Bauch. Zudem kann ein regelmäßig zu hoher Eiweißkonsum möglicherweise die Nieren belasten.

Auch ich werde immer öfter zur Zielscheibe

Für solche in der Wissenschaft absolut unstrittigen Empfehlungen werde auch ich inzwischen immer häufiger angegriffen. Etwa, wenn ich für die NDR-Sendung »Ernährungs-Docs« Patienten erfolgreich behandle und dabei auf eine ausreichende, aber eben nicht übermäßige Versorgung mit Eiweiß hinweise. Zuverlässig gehen mich danach Influencer in ihren Insta-Storys an. Sie behaupten, ich hätte keine Ahnung, würde die neuesten Studien aus Amerika nicht kennen – und sei damit mindestens ein Amateur, wenn nicht gar ein Scharlatan. Häufig sind es Männer, die von der Proteinpulverindustrie Geld dafür bekommen, Eiweißprodukte zu bewerben. Klar, dass ich denen ein Dorn im Auge bin. Inzwischen werden solche menschlichen Litfass-Säulen von den Unternehmen sogar aktiv mit (pseudo-)wissenschaftlichem Material versorgt.

Das Widerlegen von Nonsens raubt Zeit

All dies hat Auswirkungen auf meinen Alltag. Wie andere Experten muss auch ich immer häufiger Studien an semi-prominente Influencer ohne jeden medizinischen Hintergrund schicken, um einfachste anerkannte Zusammenhänge zu belegen und meine Arbeit zu rechtfertigen. Denn solche Lügen und Diffamierungen kann ich ja nicht unkommentiert im Netz stehen lassen. Würde ich hier kein Stoppschild setzen – diese Menschen fänden kein Ende! Doch solch eine eigentlich überflüssige Arbeit kostet Ressourcen, die mir fehlen, um mehr Patienten behandeln zu können. Trotzdem muss und will ich diese Art von Öffentlichkeitsarbeit erledigen. Nicht nur, um Schaden von meinem Ruf abzuwenden, sondern auch, um zu verhindern, dass Konsumenten noch mehr verunsichert werden als sie es sowieso schon sind. Denn gekaufte Influencer und Influencerinnen vermitteln sonst unwidersprochen den Eindruck, man dürfte Aussagen von Ärzten wie mir nicht trauen. Dabei sind es die Influencer selbst, die mit Ergebnissen gesponserter Fake-Wissenschaft einer Industrie das Wort reden, die nichts im Blick hat als die Umsatzzahlen.

Die Industrie nutzt Erkenntnisse, die ihr dienen

Ebenso gibt es im Bereich der Wissenschaft eine andere Seite der Medaille. Denn natürlich hat die Industrie auch die ernsthafte ernährungswissenschaftliche Forschung genau im Blick. Und findet immer neue Wege, um Erkenntnisse, die ihr zupass kommen, für die eigene Produktentwicklung zu nutzen. Ein eindrückliches Beispiel bildet die Forschung zur sogenannten »Fett-Zucker-Gier« des Menschen. Wissenschaftler haben untersucht, bei welcher Nahrung genau wir einfach nicht aufhören können zu essen. Und fanden heraus: Bestehen Lebensmittel etwa zur Hälfte aus Kohlenhydraten und zu einem Drittel aus Fett, können wir uns kaum disziplinieren. Wie Laborraten futtern wir dann einfach so lange weiter, bis alles aufgegessen ist. Der biomechanische Hintergrund der Fress-Flashs: Die spezielle Nährstoffkombi aktiviert das Belohnungszentrum im menschlichen Gehirn extrem, darüber hinaus setzt sie Sättigungsprozesse außer Kraft.

Evolutionär betrachtet hat uns die Fett-Zucker-Gier über Jahrhunderttausende hinweg das Überleben gesichert. Schließlich war bis vor kurzem Nahrung mit einem solchen Nährwert-Mix absolut selten – aber erstrebenswert. Denn die leicht verdaulichen Kohlenhydrate lieferten unseren Vorfahren schnell verfügbare Energie, etwa um zu jagen. Das Fett dagegen bot Energie zum Speichern, um Notzeiten zu überstehen. Es war lange also mehr als sinnvoll, dass Menschen ungehemmt futtern konnten, wenn Fett-Zucker-Bomben denn einmal verfügbar waren.

Industrieprodukte triggern die Fett-Zucker-Gier

Heute, in unserem modernen Lebensumfeld des Überflusses, wird ein solches Programm jedoch zur Falle. Und zwar ganz besonders deshalb, weil die Industrie dieses evolutionäre Erbe bewusst anspricht und für ihre Zwecke nutzt. So entwickeln Nahrungsmittelhersteller immer neue Produkte, die mit ihrem spezifischen Nährstoffprofil die Fett-Zucker-Gier triggern, wie zum Beispiel Chips, Eis, Schokoriegel, Erdnussflips, Kekse und Nuss-Nugat-Creme.

Denn das hat für die Unternehmen gleich mehrere Vorteile. Zum einen sind Zucker sowie industrielle Syntheseprodukte wie gehärtete Fette und Margarine äußerst günstige Zutaten. Sie versprechen hohe Gewinnmargen, weshalb Lebensmittelproduzenten immer neue Wege suchen, sie in großen Mengen anstelle von hochwertigen Zutaten einzusetzen. Zum anderen werden es aufgrund der Fett-Zucker-Gier sehr viele Menschen nicht schaffen, wirklich nur einen Teelöffel Nuss-Nugat-Creme zu naschen oder nur eine Handvoll Chips zu snacken – so sehr sie es sich auch vornehmen. Einfach,

» Laut einer Umfrage unter Marketingverantwortlichen weltweit gaben knapp 40 % der Befragten an, Influencer-Marketing zu betreiben. «

QUELLE: STATISTA

weil uns das evolutionär eingeprägte Programm oft in Junkies verwandelt, die erst dann aufhören können zu essen, wenn Glas und Tüte auch wirklich leer sind. Diese Fressattacken machen die Industrie happy – und uns Konsumenten krank. Das Einzige, was hier hilft: Entsprechende Produkte im Regal stehen lassen!

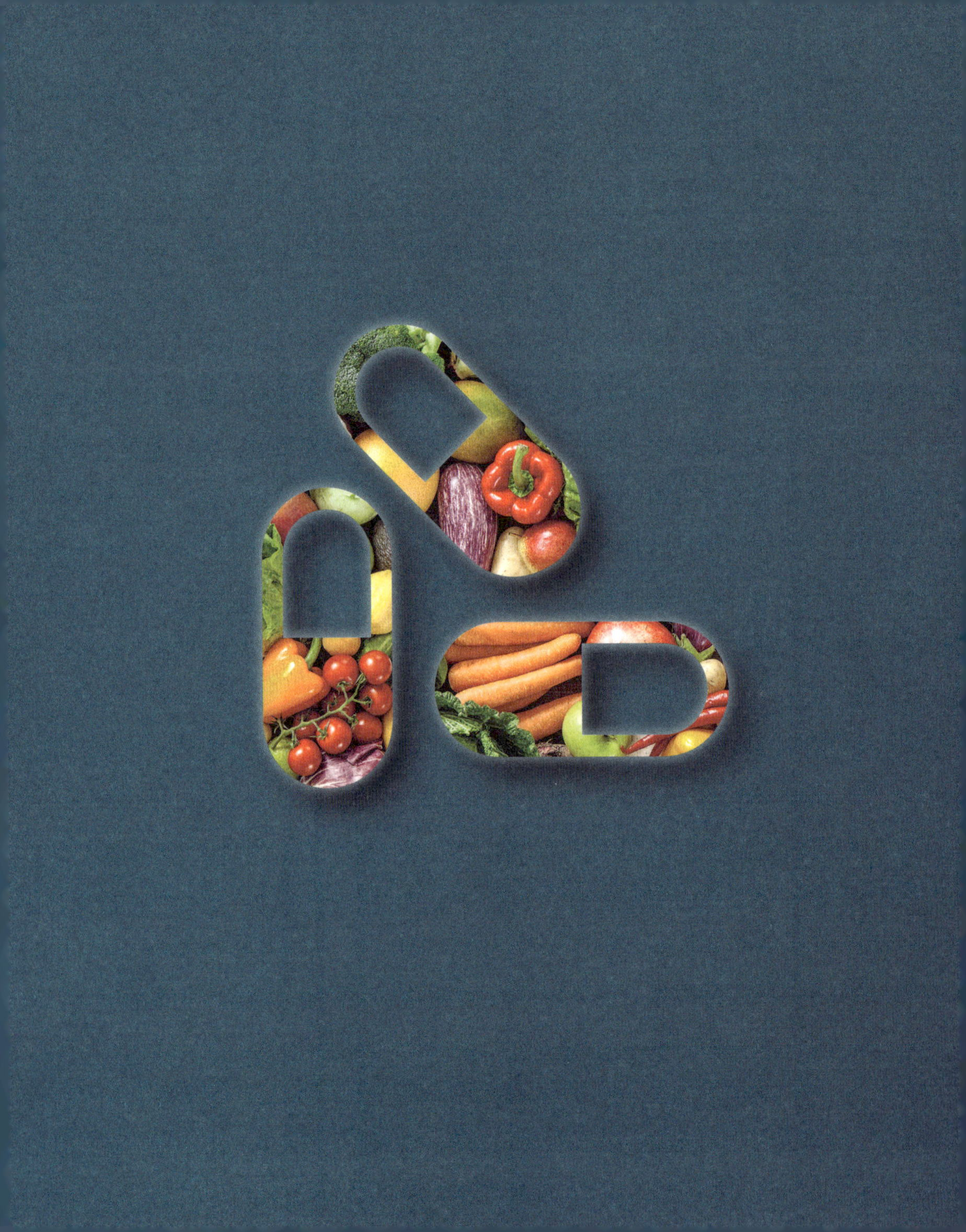

4

Ernährung – die verkannte Therapie-option

Vom krankmachenden Gesundheitssystem

Wann immer ich vor Kollegen über Erfolge meiner Patienten infolge einer Ernährungstherapie berichte (natürlich anonymisiert!), ernte ich als Reaktion meist Erstaunen – teilweise selbst bei angehenden Ernährungsmedizinern, für die solche »Falldemonstrationen« verpflichtend zur Ausbildung gehören. Und viele fachbereichsfremde Mediziner können sich einfach nicht vorstellen, dass sich etwa erhöhte Blutfettwerte häufig innerhalb weniger Tage normalisieren, wenn Betroffene ihre Ernährung auf artgerecht drehen und Fertigprodukte vom Speiseplan streichen.

Solche Reaktionen an sich wären nicht unbedingt schlimm, im Gegenteil: Würde etwa die Überraschung der Kollegen zu Begeisterung führen und damit zur Motivation, die Ernährungstherapie als Behandlungsoption im Alltag öfter mal mitzudenken, wäre das günstig für die Patienten. Tatsächlich aber erlebe ich bei allen Instanzen des Gesundheitssystems – von Ärzten über Krankenkassen bis hin zu Vertretern der zuständigen Ministerien – eine totale Ignoranz gegenüber der Ernährungstherapie. Und das, obwohl in der aktuellen Forschung inzwischen völlig unstrittig ist, welche großen Verbesserungen sich mit einer optimierten Ernährung bei fast allen Krankhciten erreichen lassen.

Behandlungserfolge werden schlechtgeredet

Doch aller wissenschaftlichen Gewissheit zum Trotz werfen mir Kollegen noch immer vor, ich würde Patienten zu viel Hoffnung machen. Oft handelt es sich bei den Kritikern sogar um Vertreter meiner eigenen Fachrichtung, der Diabetologie. Das macht mich richtiggehend fuchsig! Schließlich erlebe ich als Leiter einer diabetologischen Schwerpunktpraxis jeden Tag, dass die Erkenntnisse der

»Verloren (meist adipöse) Typ-2-Diabetiker mit einer Ernährungsintervention mehr als 15 Kilo, war die Krankheit nach einem Jahr bei 86 % verschwunden.«

QUELLE: DIRECT-STUDIE (2018)

Ernährungsforschung praktisch anwendbar sind. Und auch, dass sich ein Typ-2-Diabetes über eine zielgerichtete Ernährungstherapie mit anschließender Ernährungsumstellung zurückdrängen lässt – und zwar dauerhaft.

Neue Behandlungsfelder werden übersehen

Diese konsequente Missachtung einer wirkungsvollen Behandlungsoption stellt für mich beinahe eine Körperverletzung dar. Vor allem auch deshalb, weil sich immer wieder neue Möglichkeiten für eine Ernährungstherapie ergeben – häufig bei Krankheiten, die sonst nur schwer zu lindern sind. Neulich habe ich bei der NDR-Sendung »Die Ernährungs-Docs« beispielsweise eine Patientin mit Endometriose behandelt. Jahrzehntelang hatte sie schwerst unter der Krankheit gelitten, nach vier Wochen konsequenter Ernährungstherapie war sie beinahe beschwerdefrei! Ein so schneller, krasser Erfolg hat ausnahmsweise selbst mich überrascht. Natürlich freudig!

Nicht so bei anderen: Die renommierte Endometriose-Ambulanz der Charité Berlin etwa ignoriert die Ernährungstherapie als Behandlungsmöglichkeit weiterhin komplett. Und Vertreter einer Selbsthilfegruppe berufen sich auf die Ambulanz und beschwerten sich beim Rundfunkrat, ich hätte Endometriose in der NDR-Sendung verharmlost – weil ich darin die Ernährungstherapie empfohlen hatte und außerdem gefordert, diese Option in die Leitlinien zur Behandlung der Krankheit aufzunehmen. Für mich ist so etwas ein Unding und ein Verrat an den Betroffenen.

Ich tue mich mehr als schwer damit, eine derartige Ignoranz zu verstehen, deren Ausmaß sich in den 30 Jahren, die ich nun schon praktiziere, übrigens kaum verringert hat. Schließlich ist die Ernährungstherapie die einzige Behandlungsform, die unter Garantie keine Nebenwirkungen hat – beziehungsweise nur positive, wie etwa einen Gewichtsverlust bei Patienten und Patientinnen mit ein paar Kilos zu viel auf den Rippen. Was ich aber inzwischen verstanden habe: Die Skepsis hat System – denn sie ist historisch gewachsen.

»Mensch-als-Maschine«-Gedanke schadet

Ein Grund für die Ignoranz gegenüber der Ernährungstherapie liegt für mich im Konzept der modernen Medizin. Ihre Entwicklung ist grundsätzlich ein Segen, der inzwischen Milliarden Menschen das Leben gerettet hat – und eine Lebensqualität ermöglicht, wie sie noch vor 100 Jahren undenkbar war. Allerdings hat die Schulmedizin eine Kehrseite: Sie basiert auf einer mechanistischen Vorstellung vom Menschen. Die meisten Ärzte und auch Patienten betrachten den Körper als Maschine, die bestmöglich zu funktionieren hat. Läuft sie nicht rund, sucht man nach dem konkreten Problem und einem Medikament, das es schnellstmöglich behebt.

Das therapeutische Blickfeld ist eingeengt

Leider funktioniert der Mensch aber nicht so simpel wie eine einfache Maschine. Unser Körper ist in Organsystemen organisiert, die in zahlreichen Wechselbeziehungen zueinander stehen. Gibt es nun an der einen Stelle ein Problem und es wird nur dieses Symptom behandelt, tut sich bald an anderer Stelle eine weitere Baustelle auf. Einfach, weil viele verschiedene Beschwerden in der Regel eine gemeinsame grundlegende Ursache haben. Und nur, wenn Ärzte diese

Ursache finden und als Wurzel mehrerer Probleme auch behandeln, kann der Körper wirklich gesunden.

Ein Beispiel: Die Auslöser von Bluthochdruck sind in vielen Fällen Übergewicht und mangelnde Bewegung. Natürlich ist es sinnvoll, die Hypertonie medikamentös zu behandeln, wenn sie schon schlimm ist. Regen Ärzte ihre Patienten jedoch nicht gleichzeitig dazu an, das Übergewicht und den Bewegungsmangel zu bekämpfen, bleibt der Regelkreis der Betroffenen gestört. In der Folge werden sich bald die Blutzuckerwerte erhöhen – dann ist ein weiteres Medikament fällig. Später kommt es sehr wahrscheinlich noch zu einer Fettleber (wenn diese nicht schon Jahre unbemerkt bestand) und irgendwann zur Arterienverkalkung, für die es dann Blutverdünner gibt. Gleiches gilt für die Gicht, gegen die Patienten ein Leben lang Harnsäuresenker nehmen. All diese medikamentösen Behandlungen mit ihren teilweise starken Nebenwirkungen wären in vielen Fällen vermeidbar. Denn das ursächliche Übergewicht etwa lässt sich über eine individuelle Ernährungstherapie effektiv reduzieren.

Das Arzt-Patienten-Verhältnis wird belastet

Die Vorstellung vom Körper als Maschine hat noch eine weitere negative Auswirkung: Einseitige Schuldzuweisungen in Richtung der Kranken sind an der Tagesordnung. Ich erlebe immer wieder, wie Mediziner beispielsweise übergewichtige Menschen oder Patienten mit einer Fettleber stigmatisieren. Und Dinge sagen wie: »Wenn die sich nicht zehn Currywürste am Tag reinziehen würden, wären sie auch nicht so krank!« Solche Schuldzuweisungen sind gesamtgesellschaftlich akzeptiert. Dabei stimmt die so simple Gleichung »dick = undiszipliniert« einfach nicht. Und gerade Ärzte sollten das eigentlich wissen. Sie sollten sich damit auskennen, wie stark etwa die evolutionäre und elterliche Prägung unsere Ernährung bestimmen – und wie negativ die Tricks der Industrie und das Versagen der Politik unser Essverhalten beeinflussen. Doch selbst, wenn das Wissen fehlt, gebieten es schlicht Anstand und Mitgefühl, Patienten nicht derart von oben herab zu behandeln. Es sind schließlich Menschen, die krank sind und Hilfe benötigen.

All diese Systemfehler, die auf der »Mensch-als-Maschine«-Vorstellung beruhen, rauben Patienten eine wertvolle Ressource, nämlich die Selbstheilungskräfte des Organismus. Wie wirkmächtig diese sind, hat als erster der Medizinsoziologe Aaron Antonovsky in seinem Salutogenese-Modell beschrieben. »Salutogenese« bedeutet so viel wie »Gesundheitsentstehung«. Antonovskys These: Wenn ein Mensch versteht, warum

Eine Anekdote

Neulich unterhielt ich mich mit einem Studienleiter, der zur Therapie von Long COVID forscht. Er verfolgte einen vorbildlichen ganzheitlichen Ansatz, hatte also Vertreter vieler Fachbereiche im Team: Neurologen, Psychologen, sogar Krankengymnasten. Aber keinen Ernährungsmediziner. Ich sprach ihn darauf an, dass bei Long COVID ja das Immunsystem eine große Rolle spiele. Und man diese Selbstheilungskräfte des Körpers nachweislich unter anderem über eine antientzündliche Ernährung positiv beeinflussen könne. Seine Antwort in der mir so vertrauten Ignoranz: »Mediterrane Ernährung, was immer das ist, reicht vollkommen aus.« Ende der Diskussion.

sein aktuelles Verhalten ihm schadet und ein anderes ihm umgekehrt guttäte, kann er es aus eigenem Antrieb ins Positive drehen.

Selbstwirksamkeit müsste gefördert werden

Sie bemerken den Unterschied: Im Salutogenese-Modell liegt der Fokus nicht mehr auf der Krankheit und damit der punktuellen Symptombekämpfung, sondern auf dem ganzheitlichen Gesundwerden. Ein wichtiges Mittel auf dem Weg zum Erfolg ist dabei das Gefühl von Selbstwirksamkeit. Dieser Begriff bezeichnet die Gewissheit von Menschen, eine schwierige Situation selbst meistern zu können – zumindest aber einen bedeutsamen Beitrag dazu leisten zu können. Genau diese Selbstwirksamkeit aber verhindert unser aktuelles Gesundheitssystem. Denn so, wie die meisten Menschen ihren Laptop nicht reparieren können und zum IT-Experten bringen, sind sie als Patienten davon überzeugt, in Sachen Medizin und Gesundheit nicht ausreichend kompetent zu sein. Entsprechend schnell geben sie die Verantwortung komplett ab an die Ärzte – die dann nicht selten an den Ursachen der Krankheiten vorbeitherapieren.

Kassen profitieren von einseitiger Behandlung

Ein weiterer Systemfehler, der Patienten teilweise unnötig krank hält, liegt bei den Krankenkassen. Denn diese bezahlen gängige (Symptom-)Behandlungen meist ohne Murren – nicht aber eine

Ernährungstherapie, die an der Wurzel der Krankheiten ansetzen würde. Bei Diabetes ist es besonders schlimm: Hier profitieren die Krankenkassen sogar, wenn sie eine Insulintherapie bevorzugt finanzieren – denn sie bekommen gut 2200 Euro für jeden Diabetiker, der mit Insulin behandelt wird. Die Basis dafür bildet der sogenannte Risikostrukturausgleich: Durch ihn erhalten die Krankenkassen Ausgleichszahlungen für chronisch Kranke. Diese Zahlungen sollen garantieren, dass Kassen mit vielen chronisch kranken Mitgliedern wettbewerbsfähig bleiben.

Fehlanreize fördern falsche Behandlung

Theoretisch ist der Risikostrukturausgleich eine gute Idee, in der Praxis aber eine Katastrophe – insbesondere für Typ-2-Diabetiker. Denn die Ausgleichszahlungen führen zu einem Fehlanreiz: Weil sich eine Insulinbehandlung für die Kassen auszahlt, bekommen Ärzte von diesen wiederum eine bessere Vergütung, wenn sie eine Insulintherapie verordnen – etwa anstelle einer Ernährungstherapie. Die Folge: Rund jeder vierte Typ-2-Diabetiker erhält sofort nach der Diagnose Insulin. Das ist deshalb besonders schlimm, weil eine Ernährungstherapie gerade zu Beginn der Krankheit eine Heilung bewirken kann – wie die Forschung belegt hat.

Und es geht noch schlimmer! Denn mittlerweile gibt es statt des gewichtssteigernden Insulins neue Medikamente, die das Gewicht sogar drastisch senken können. Und damit helfen, die Ursache der meisten Diabetes-Typ-2-Erkrankungen zu beheben. Doch leider werden diese Mittel nur zögerlich eingesetzt. Denn bei ihnen ist das Budget der Ärzte gedeckelt, bei Insulinverordnungen nicht. Ärzte fürchten deshalb eine Strafzahlung, wenn sie diese hochpreisigen Medikamente zu häufig verordnen. Eine solche hat es in den letzten Jahren aber nie gegeben und es wird sie auch nicht geben, wenn der Einsatz der Medikamente klar begründet ist. Deshalb verordne ich im medicum Hamburg die innovativen Mittel seit Jahren jedem, der sie braucht. Doch ein solches Klima der Angst verhindert, dass Kranke stets nach dem neuesten Stand der Wissenschaft behandelt werden. Zumal sie diese Hintergründe meist nicht kennen und sich vertrauensvoll auf den ärztlichen Rat verlassen.

Unnütze Operationen sind keine Seltenheit

Ein weiteres Beispiel für systembedingte Fehlbehandlungen bildet die Therapie extremer Fettleibigkeit. Aktuell legen sich jährlich rund 15 000 schwer adipöse Menschen für eine Magenverkleinerung unters Messer; jedes Jahr steigt ihre Zahl deutlich. Abgesehen von den Risiken einer solchen OP ist das Leben der Patienten danach nicht in jeder Hinsicht leichter: So sind sie im Alltag stark eingeschränkt, weil sie stets genau überlegen müssen, was sie essen. Schließlich passt nur noch sehr wenig Nahrung in ihren Magen – ein massiver Nährstoffmangel droht. Darüber hinaus kommt es zu teils extremen Verdauungsbeschwerden wie Übelkeit und Erbrechen. Auch das Risiko für eine Suchtverlagerung, für Depressionen und sogar Selbstmord steigt Studien zufolge nach der OP an. All das wäre sehr häufig vermeidbar. Denn meine Erfahrungen aus der Praxis zeigen: Selbst von den Patienten mit einem Body-Mass-Index von mehr als 40 nehmen die meisten durch eine professionell begleitete Ernährungsumstellung genug ab, um eine Operation zu verhindern. Nur etwa zehn Prozent der Adipositas-Betroffenen benötigen am Ende tatsächlich eine chirurgische Behandlung. Wie viel jemand zu Beginn der Ernährungsumstellung wiegt, ist für den Erfolg übrigens unerheblich: Ich habe schon Menschen mit mehr als 200 Kilo behandelt, die im Rollstuhl zu mir kamen, nach zwei Jahren Therapie Normalgewicht hatten und wie jeder andere auch Sport treiben konnten. Dazu hatten sich ihr Typ-2-Diabetes und Bluthochdruck normalisiert.

An all diesen Missständen wird sich so schnell leider nichts ändern. Ein Grund: Da das Gesundheitssystem so stark auf die Behandlung von Symptomen ausgerichtet ist, kommt die Ernährungstherapie auch in der medizinischen Ausbildung viel zu kurz. So fehlen beispielsweise ausreichend ernährungsmedizinische Lehrstühle an den Universitäten. Und wenn die wenigen spezialisierten Professoren, die es gibt, in Rente gehen, wie etwa Hans Hauner von der TU München, werden ihre Stellen nicht neu besetzt.

Unterversorgt mit Ernährungsmedizin – die Misere in Zahlen

- 163 805 Ärzte in Niederlassung gab es im ambulanten Bereich hierzulande im Jahr 2021.
- Gerade einmal 69 aktive Schwerpunktpraxen für Ernährungsmedizin sind aktuell durch den BDEM (Bundesverband Deutscher Ernährungsmediziner) zertifiziert.
- 1508 Menschen waren im Bereich Ernährungsberatung im Jahr 2020 sozialversicherungspflichtig beschäftigt.

Quellen: BDEM, Statista

Ebenso unterrepräsentiert ist die Ernährungsmedizin auf Kongressen. Im Rahmen einer Konferenz zum Thema Fettleber etwa, an der ich kürzlich teilgenommen habe, wurden allerlei klinische Studien über mögliche medikamentöse Therapien vorgestellt – viele davon methodisch fragwürdig und mit minimalen Ergebnissen. Über Möglichkeiten der Ernährungstherapie aber fiel kein Wort. Dabei erzielt sie bei Fettleber riesige und vor allem zuverlässig wiederholbare Erfolge. Bei Kongressen zu anderen Erkrankungen ist es das Gleiche. Einzig die Zahnmedizin bildet eine löbliche Ausnahme: Hier wird die Forschung zur Ernährungstherapie bei Parodontitis rege diskutiert – und die Ärzte scheinen mir in der Mehrzahl offen dafür, fachübergreifend an der bestmöglichen Behandlung zu forschen.

Sonst wird Ernährungsmedizin aktuell leider nur von Praktikern wie mir intensiv betrieben. Ich finde das so schade, dass ich mich manchmal frage, ob ich nicht besser an einer Universität arbeiten sollte. Aber dann müsste ich auf den Kontakt mit meinen Patienten verzichten und darauf, ihre beeindruckenden Erfolge zu sehen.

Im Krankenhaus kostet die Ignoranz Leben

In Kliniken hat die allgemeine Skepsis und Abwehr der Ernährungstherapie gegenüber teils tödliche Folgen. So ist mindestens jeder vierte Krankenhauspatient mangelernährt, einige Studien kommen sogar auf 35 Prozent. Noch erschütternder finde ich folgende Zahl: Knapp jeder fünfte Krebspatient stirbt nicht an der Erkrankung selbst, sondern an einer Mangelernährung. Das belegen gleich mehrere Studien. Der Schluss daraus müsste lauten, zukünftig im Krankenhaus schon bei der Aufnahme den Ernährungszustand aller Patienten zu screenen – und dann durch Spezialisten die Kost und Versorgung der Patienten auf deren spezifische Bedürfnisse und Krankheiten hin anzupassen. Doch das passiert fast nie.

Ein Umdenken würde Kranken wie Kliniken helfen

Dabei ließen sich mit einer konsequenten Ernährungstherapie in Krankenhäusern nicht nur Leben retten. Eine solche optimierte Behandlung würde sich, wenn man im Zusammenhang mit Schwerkranken denn zynisch rechnen möchte, auch betriebswirtschaftlich lohnen: Die Kliniken könnten Mehrkosten sparen, die durch mangelernährte Patienten entstehen. Denn diese liegen im Schnitt länger im Krankenhaus und benötigen intensivere Behandlungen.

Aktuell ist das Gegenteil der Fall. Der Zustand mangelernährter Patienten wird in den Kliniken meist weder erkannt noch behandelt und durch die Krankenhauskost noch verschlimmert. Denn die Ernährung im Großteil der Häuser ist eine Katastrophe. Da die allermeisten Kliniken auf Gewinne ausgerichtet sind, müssen die Verantwortlichen überall sparen, auch am Essen. Und so geben Krankenhäuser im Durchschnitt gerade einmal fünf Euro pro Tag für die Ernährung eines Patienten aus – weniger als vor gut zehn Jahren. Dazu fehlen Qualitätsstandards zur allgemeinen Verpflegung im Krankenhaus sowie Vorgaben zur verbindlichen spezifisch ernährungstherapeutischen Behandlung von Patienten mit bestimmten Erkrankungen.

Was helfen würde

Das Tragische: Es wäre relativ einfach, das Gesundheitssystem auf »Gesunden« zu trimmen anstatt auf »Krankhalten«. Angehende Ärzte müssten im Studium etwa verpflichtend ein Modul Ernährungstherapie absolvieren. Dann bestände Hoffnung, dass sie diese Option bei der Behandlung von Patienten stets mitdenken – und regelmäßig den »Leitfaden Ernährungstherapie in Klinik und Praxis« der Ernährungsfachgesellschaften durchsehen, in dem für Dutzende Krankheiten aufgeführt ist, welche Ernährung wie genau hilft.

Die Krankenkassen wiederum müssten dafür sorgen, dass Ärzte und Ärztinnen eine Ernährungstherapie so leicht verordnen können wie ein Medikament. Und im Krankenhaus müsste der Ernährungszustand von Patienten konsequent analysiert und bei Mangelzuständen professionell verbessert werden – verpflichtend zumindest in Risikobereichen wie Innerer Medizin, Onkologie und Geriatrie. So wären Kliniken gezwungen, Ernährungsexperten in jede Behandlung einzubinden, ähnlich, wie es bei Physiotherapeuten schon heute der Fall ist. Doch solche Veränderungen werden leider noch sehr lange Zeit ein Wunschtraum bleiben.

Das hat etwa ein Interview gezeigt, das der ehemalige Geschäftsführer der Verbraucherschutzorganisation Foodwatch, Martin Rücker, mit dem Chef der Deutschen Krankenhausgesellschaft, Gerald Gaß, kürzlich geführt hat. Darin sagt Gaß: »Ich kann mir nicht vorstellen, dass ich in einem singulären Krankenhausaufenthalt Sterbefälle durch eine optimale Ernährungssituation verhindern kann.« Solche Sätze ignorieren jede wissenschaftliche Evidenz – ein Wahnsinn.

Mangelernährung in Gemeinschaftseinrichtungen – die Misere in Zahlen

- 5–10 % der Klinikpatienten sind schwer mangelernährt.
- Nur bei jedem dritten mangelernährten Patienten wird das Problem erkannt.
- Nur etwa jede zehnte Krankenhausstation beschäftigt Diätassistenten oder Diätassistentinnen.
- Mit einer Ernährungstherapie verringert sich das Risiko für schwere Nebenwirkungen bei Patienten im Krankenhaus um 21 %.
- Das Sterberisiko für Klinikpatienten sinkt unter einer Ernährungstherapie um 35 %.
- In Alten- und Pflegeheimen sind 50–80 % der Senioren mangelernährt, bei den allein lebenden gesunden Senioren sind es lediglich ca. 10 %.

Quellen: 14. DGE-Ernährungsbericht; Schuetz, P. et al.: Individualised nutritional support in medical inpatients at nutritional risk: a randomised clinical trial. Lancet (2019)

Was Sie selbst gegen die Misere tun können

Bis die ernährungstherapeutische Behandlung die gebührende Bedeutung innehat, sollten Sie bei einer neu diagnostizierten Krankheit stets selbst prüfen, ob eine Ernährungsanpassung helfen könnte. Bei diesen Krankheiten etwa lassen sich damit große Erfolge erzielen:

Krankheitsgruppe	Beispiele
Unverträglichkeiten	Fruktose-, Histamin-, Gluten-, Laktoseintoleranz
Adipositas und Folgeerkrankungen	Diabetes Typ 2, Fettleber, Fettstoffwechselstörungen, Hypertonie, Metabolisches Syndrom
Magen-Darm-Erkrankungen	Colitis ulcerosa, Divertikulose/Divertikulitis, Gastritis, Morbus Crohn, Obstipation, Refluxkrankheit, Reizdarm- und Kurzdarmsyndrom, Zöliakie
Sonstige Erkrankungen	ADHS, Arthrose, Asthma, Autoimmunkrankheiten, COPD, Depression, Endometriose, Erektile Dysfunktion, Fibromyalgie, Gicht, Hämorrhoiden, Herzinsuffizienz, Hyperurikämie, Krebserkrankungen (Rezidivrate, Überleben), Migräne, Morbus Bechterew, Multiple Sklerose, Neurodermitis, Niereninsuffizienz, Osteoporose, Parodontitis, PCO-Syndrom, Rosazea, Sinusitis (chronisch), Unfruchtbarkeit

Schwerpunktpraxis aufsuchen

Wollen Sie eine Ernährungstherapie in Anspruch nehmen, sollten Sie dies in einer ernährungsmedizinische Schwerpunktpraxis tun. Eine Einrichtung in Ihrer Nähe finden Sie über die Website des Bundesverbandes Deutscher Ernährungsmediziner (www.bdem.de). Achtung: Derzeit erwerben viele Ärzte die Zusatzweiterbildung Ernährungsmedizin. Einerseits freut mich solches Engagement natürlich, weil diese Ärzte ihre Patienten sicher auf eine Ernährungstherapie als Behandlungsoption hinweisen werden. Andererseits ist für den Therapieerfolg ein Team aus Ernährungswissenschaftlern, Diätassistenten und spezialisierten Psychotherapeuten nötig. Fragen Sie daher nach, wie die Praxis aufgebaut ist: Führt allein der Ernährungsmediziner die Therapie durch, ist dies suboptimal. Das wäre so, als würde der Orthopäde behaupten, er beherrsche die Krankengymnastik so gut wie der Physiotherapeut. Im Idealfall erwartet Sie das genannte Trio. Wichtig bei all dem: Ändern Sie eine bestehende Medikation keinesfalls auf eigene Faust! Das kann nur ein Mediziner.

Krankenkassen um Unterstützung bitten

Ist der Therapieplan ausgearbeitet, erhalten Sie einen Kostenvoranschlag. Reichen Sie diesen unbedingt bei Ihrer Krankenkasse ein. Auch wenn die Ernährungstherapie noch keine allgemeine Kassenleistung ist, bezuschussen die meisten Versicherer eine solche Behandlung zum Teil, einige übernehmen die Kosten sogar komplett.

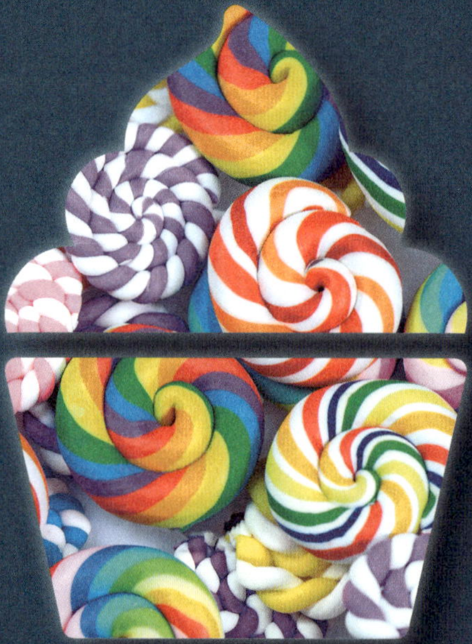

5

Das Paradoxon der modernen Ernährung

Zugleich überernährt und mangelversorgt

Ernährung spielt im Bildungsalltag der meisten immer mal wieder eine Rolle. In der Schule lernen Kinder und Jugendliche – in Fächern wie Hauswirtschaft, Biologie und Chemie – ein wenig Theoretisches über die Zusammensetzung unserer Nahrung, über den Aufbau von Kohlenhydraten, Eiweißen und Fetten und über das Phänomen, dass Wasser und Öl sich nicht verbinden, wenn man sie mischt. Später schauen viele Menschen regelmäßig Kochshows, stellen sich mehr oder weniger oft selbst an den Herd, kochen unter Umständen gemeinsam mit Freunden, tauschen bei Familientreffen Rezepte aus und besprechen den ein oder anderen Trend in Sachen gesunder Ernährung. Bemessen an ihrer Relevanz aber nehmen Themen rund um Lebensmittel, deren Zubereitung und unseren täglichen Bedarf an bestimmten Nährstoffen viel zu wenig Raum ein.

Das hat Folgen. Weil beispielsweise die Praxis, also das Kochen, in Schulen nur am Rande vermittelt wird, bleibt Ernährungsbildung bislang weitgehend in der Verantwortung der Eltern. Und so ist es eine Frage des Zufalls, ob jemand in jungen Jahren erfährt, wie man sich gesund versorgt und artgerechte Mahlzeiten zubereitet – oder, sehr viel häufiger, lernt, sich vor allem von Weißbrot, Nudeln mit Tomatensauce und Pommes vom Imbiss zu ernähren.

Die moderne Ernährung verkürzt unser Leben

Wohin unsere aktuelle Art zu essen führen kann, zeigt wie so oft in Sachen Ernährung das Beispiel USA: Dort sinkt die Lebenserwartung seit einigen Jahren, nachdem sie zuvor über Jahrzehnte hinweg konstant angestiegen war. Viele Experten, mich eingeschlossen, zweifeln nicht daran, dass es hierzulande eine ähnliche Entwicklung geben wird. Denn auch bei uns steigt einerseits der Konsum von stark verarbeiteten Lebensmitteln und sinkt umgekehrt bei vielen Menschen

»Laut einer großangelegten Studie haben Männer in Deutschland die kürzeste Lebenserwartung in ganz Westeuropa, Frauen die drittkürzeste.«

QUELLE: GLOBAL BURDEN OF DISEASE STUDY. LANCET (2017).

die Kompetenz am Herd. In der Folge konsumiert die Mehrzahl der Deutschen im Alltag viel zu viele ungünstige Nährstoffe wie (tierisches) Fett und leicht verdauliche Kohlenhydrate. Umgekehrt aber viel zu wenig von dem, was unser Körper braucht, um gesund zu bleiben. Damit leiden Millionen Menschen hierzulande unter einem krankmachenden Paradoxon: Sie sind auf der einen Seite komplett überernährt, auf der anderen Seite aber mangelversorgt.

Hauptproblem 1: die zu hohe Energieaufnahme

Lassen Sie mich zunächst einen Blick auf das Problem der Überernährung werfen. Fertigprodukte, Fast Food sowie beliebte selbstgekochte Mahlzeiten wie Würstchen mit Kartoffelpüree, Schnitzel mit Pommes, Nudelauflauf oder Milchreis mit Zimt und Zucker liefern viele gesättigte (Trans-)Fettsäuren sowie leicht verdauliche Kohlenhydrate. Damit liegt die Energiedichte solcher Gerichte extrem hoch. Das heißt: Sie liefern pro Gramm Nahrung deutlich mehr Kalorien als etwa ein Salat mit Lachs oder eine Gemüsepfanne mit Kichererbsen und Vollkornnudeln.

Darüber hinaus sättigen solche Gerichte nur kurz. Denn anders als beispielsweise Proteine und komplexe Kohlenhydrate, etwa aus Vollkornprodukten, kann unser Darm leicht verdauliche Kohlenhydrate sehr schnell verwerten. Und so direkt Energie daraus gewinnen: Der Blutzucker steigt dann rasch steil an und fällt kurz darauf extrem steil ab. Dies ist der Grund, weshalb ein ballaststoffreiches Frühstück mit Müsli aus Haferflocken, Leinsamen und Nüssen bis zum Mittag sättigt, während ein Weizenbrötchen mit Butter und Marmelade nach einer Stunde zu Heißhungerattacken führt.

Es gibt noch einen weiteren Grund, warum die bei Deutschen besonders beliebten Mahlzeiten nicht gut sättigen: Ungünstige Nahrungsmittel wie eben Marmeladenbrötchen oder Fertigcroissants müssen wir kaum kauen. Dieses Essen ist quasi schluckfertig – anders als das Müsli. Und so dauert es oft keine fünf Minuten, bis wir eine typische westlich-moderne Mahlzeit aufgegessen haben. Da unser Körper aber etwa 20 Minuten benötigt, ehe er erste Sättigungssignale sendet, nehmen wir häufig einen Nachschlag, den wir eigentlich gar nicht bräuchten. All das mag nach Klischee klingen. Tatsächlich aber ist die Überversorgung mit ungünstigen Nährstoffen auf allzu vielen Tellern üble Realität. Das haben Untersuchungen zur Ernährungsweise während der Corona-Pandemie gezeigt. Ein eindrückliches Beispiel waren etwa Erkenntnisse zur Frage, bei welchen Waren die Nachfrage besonders stark stieg. Durch die Medien gingen zu Beginn der Pandemie Berichte über Hamsterkäufe bei Toilettenpapier. Noch sehr viel deutlicher aber wuchs die Nachfrage bei Brotbackmischungen, Reis und Nudeln – Lebensmitteln also, die nichts liefern außer schnell verfügbarer Energie. Auch

Eine Anekdote

Vor einiger Zeit Zeit fragte mich ein Smoothie-Hersteller, ob ich nicht für seine gesunden Produkte werben wollte. Abgesehen davon, dass ich solche Angebote grundsätzlich ablehne, würde ich für vermeintlich gesunde Produkte wie Smoothies am liebsten einen Antiwerbefilm drehen! Denn Fruchtsäfte und -pürees sind wahre Zuckerbomben: So enthalten viele Smoothies mehr Zucker als Cola. Und liefern dabei vor allem Fruktose – die schädlichste Zuckerart von allen, die im menschlichen Körper besonders leicht zu Bauchfett umgewandelt wird (s. S. 80).

Ketchup, TK-Pizzen und Dosensuppen wurden vielerorts knapp. Das heißt: Als aufgrund des Lockdowns mehr Menschen selber kochen mussten, griffen viele zu Lebensmitteln, die wirklich jeder zubereiten kann. Oder gleich zu Fertigprodukten, die man nur noch aufwärmen oder fertigbacken muss. Die Folgen des aufgenommenen Energieüberschusses bei zugleich weniger Bewegung in der Pandemie sind drastisch: 16 Prozent der Kinder und Jugendlichen sind in den Corona-Jahren dicker geworden, bei Kindern im Alter von zehn bis zwölf Jahren sogar 32 Prozent. Auch Erwachsene legten zu: Ein Jahr nach Pandemie-Beginn erklärten 40 Prozent, zugenommen zu haben – im Schnitt 5,6 Kilo!

Besonders problematisch: zu viel Fruchtzucker

Extrem schädlich in Sachen Überversorgung ist der hohe Konsum von Fruchtzucker, auch Fruktose genannt. Dieser steckt beispielsweise in Softdrinks, zuckerreichem Obst, Fruchtsäften und dem oft verwendeten Glukose-Fruktose-Sirup. Fruchtzucker: Das klingt gesund – doch je nach Dosis wirkt er fast wie ein Gift. Denn anders als beispielsweise Glukose wird Fruktose insulinunabhängig verstoffwechselt. Sie wandert direkt in die Leber: Diese wandelt den Fruchtzucker in Fett um, den sie zunächst in sich selbst speichert – eine Fettleber entsteht. Das Organ kann dann bis zum Dreifachen der Normalgröße anschwellen und in der Folge seine Arbeit als wichtigstes Stoffwechselorgan nicht mehr erfüllen. Später speichert unser Körper das Fett im Bauchraum – mit fatalen Folgen.

Das Phänomen der dicken Dünnen

Das Zuviel an Kohlenhydraten insgesamt sowie an Fruchtzucker im Besonderen und das entsprechende Übermaß an Bauchfett erklärt übrigens ein Rätsel, das Mediziner lange beschäftigt hat. Das Rätsel lag in der Tatsache, dass 30 Prozent der Menschen, die einen normalen BMI haben, zugleich ähnliche Risikofaktoren aufweisen wie Übergewichtige – beispielsweise Bluthochdruck sowie schlechte Fett- und Zuckerwerte. Die Erklärung: Diese »dicken Dünnen« haben eine ausgeprägte individuelle Veranlagung zu einer ungünstigen Fettverteilung. Sie speichern überschüssige Energie aus zu vielen Kohlenhydraten noch leichter im Bauchraum als Menschen allgemein sowieso schon. Mit allen ungünstigen Folgen für die Gesundheit.

Hauptproblem 2: die Mangelversorgung

Lassen Sie mich nun etwas näher auf den zweiten Bestandteil des Paradoxons moderner Ernährung eingehen – den Mangel an gesunden Nährstoffen, die uns Lebensqualität über Jahrzehnte hinweg sichern könnten. Um unseren Bedarf daran zu decken, müssten wir nicht nur täglich Vollkornprodukte und wertvolle Öle zu uns nehmen. Sondern darüber hinaus auch mindestens 25 verschiedene Sorten Gemüse, Salat, Nüsse, Samen, Pilze und Kräuter in der Woche auftischen. Das klingt erstmal enorm viel – doch mit Müsli zum Frühstück und einer Gemüsepfanne mittags oder abends hat man schnell schon die Hälfte an solcher Vielfalt abgedeckt! Die moderne Ernährung rund um Burger und Nudeln aber kann das nicht leisten – und führt deshalb umstandslos in die Mangelernährt-Falle. Selbst Menschen, die auf natürliche Ausgangsprodukte und eine pflanzliche Ernährung setzen, etwa Veganer, tappen schnell in diese Falle. Denn auch sie nehmen oft deutlich zu viele leicht verdauliche Kohlenhydrate zu sich, zum Beispiel über Pastagerichte und Brot – auf Kosten ausgewogener Mahlzeiten mit pflanzlichen Proteinen und sekundären Pflanzenstoffen. Dazu enthalten viele Fertigprodukte, die mit Aufdrucken wie »vegan« oder »bio« gesund daherkommen, deutlich weniger wertvolle Nährstoffe als Selbstgekochtes. Klar, denn je länger etwa Gemüse und Salate lagern, desto mehr gute Inhaltsstoffe gehen verloren. Werden gesunde Ausgangsprodukte im industriellen Verarbeitungsprozess dann noch stark und lange erhitzt, verschwinden weitere wertvolle Substanzen, etwa B-Vitamine. Oder aber ihre biologische Wirksamkeit sinkt rapide. Vorgekochter Rotkohl im praktischen Plastikbeutel etwa enthält teilweise überhaupt kein Vitamin C mehr. Roher und schonend gegarter Rotkohl dagegen gehört zu den besten Vitamin-C-Lieferanten überhaupt!

Lassen Sie mich die Unterversorgt-Misere an zwei konkreten Beispielen für häufige Nährstoffmangel verdeutlichen.

- **Jodmangel:** Eine besonders eklatante, ernährungsbedingte Mangelversorgung betrifft Jod. Der lebenswichtige Mineralstoff dient als Ausgangsmaterial für Schilddrüsenhormone, zudem benötigt unser Körper Jod für das Zellwachstum. Bekommt ein junger Mensch zu wenig davon, beeinträchtigt das die Gehirnentwicklung – geistige Entwicklungsverzögerungen sind die

Folge. Über Jahrhunderte hinweg war Jodmangel hierzulande ein Problem: Die Böden Mitteleuropas enthielten einfach zu wenig Jod, wie in der Folge die darauf gewachsenen Lebensmittel. Doch gegen Ende des 20. Jahrhunderts verschwand der Mangelzustand bei den meisten: Die Fachgesellschaften hatten Verbraucher dazu aufgerufen, beim Kochen jodiertes Speisesalz zu verwenden. Außerdem wurde dem Tierfutter Jod zugesetzt. Heute aber kehrt die gefährliche Jodmisere zurück. Der Hauptgrund ist der hohe Konsum von Fertigprodukten: Sie enthalten in den allermeisten Fällen kein Jod – da Salz ohne diesen Zusatz für die Hersteller billiger ist. Wer sich selten an den Herd stellt, riskiert damit also zwangsläufig eine Unterversorgung. Entsprechend weisen laut Zahlen des Robert-Koch-Instituts inzwischen etwa 30 Prozent der Erwachsenen und knapp die Hälfte aller Kinder und Jugendlichen wieder einen Jodmangel auf.

↘ **Mangel an Omega-3-Fettsäuren:** Bei unseren Großeltern kamen Nahrungsmittel mit ungesättigten Fettsäuren wie Leinsamen und Leinöl, Fisch, Fleisch von artgerecht gehaltenen Weidetieren und Hühnern sowie deren Eier ganz selbstverständlich regelmäßig auf den Tisch – dafür aber kaum entzündungsfördernde Omega-6-Fettsäuren, etwa aus Wurst, Fertigprodukten, industriellen Backwaren und Frittieröl. Entsprechend lag das Verhältnis von Omega-6-Fettsäuren zu Omega-3-Fettsäuren früher bei gesunden 3:1, heute oft bei krankmachenden 10:1 bis 20:1. Und so sind drei von vier Europäern mit Omega-3-Fettsäuren klar unterversorgt. Die Zellwände ihrer roten Blutkörperchen enthalten dann weniger als acht Prozent Omega-3-Fettsäuren. Acht bis elf Prozent wären besser, bei schweren entzündlichen Erkrankungen sind bis zu 15 Prozent – unter ernährungsmedizinischer Kontrolle – empfehlenswert.

Ein Omega-3-Mangel bildet Studien zufolge inzwischen einen eigenständigen Risikofaktor für viele Krankheiten, von Bluthochdruck über Herzinsuffizienz bis hin zu gefährlichen Herzrhythmusstörungen, die zu einem plötzlichen Herztod führen können. Daher empfehle ich dringend, in einer ernährungsmedizinischen Praxis den eigenen Omega-3-Index bestimmen zu lassen – auch wenn der Test leider noch keine Kassenleistung ist. Doch diese Investition in die Gesundheit zahlt sich garantiert aus, sofern Sie nach dem Test Ihre Ernährung anpassen und nach etwa einem halben Jahr einen Kontrolltest durchführen lassen.

Die Ernährung schlägt übel auf die Gesundheit

Zur Frage, wie genau das Paradoxon der modernen westlichen Ernährung unserem Körper schadet, erscheinen beinahe wöchentlich neue Studien. Den Forschern zufolge leidet – ich habe es schon angedeutet – vor allem unser Darm. Doch nicht nur Zusatzstoffe aus Fertignahrung greifen das Organ an. Die zu geringe Ballaststoffzufuhr bei den meisten Deutschen etwa verringert zudem die Artenvielfalt unter den günstigen Bakterien der Darmflora. Das verursacht und verschlimmert chronische Darmentzündungen und beeinträchtigt den Stoffwechsel stark. Der hohe Fruchtzuckerkonsum

Sind Nahrungsergänzungsmittel eine Lösung?

Eine Unterversorgung mit Mikronährstoffen wahllos über Präparate aus Drogerie und Apotheke zu decken, ist meist rausgeworfenes Geld. Denn Vitamine und Co. wirken am besten im Verbund eines gesunden Lebensmittels. Nichtsdestotrotz gibt es aber einige Ausnahmen: So sollte sich jeder hierzulande auf einen Vitamin-D-Mangel in den Wintermonaten testen lassen. Die meisten müssen dann ergänzen. Schwangere sollten Folsäure und meist auch Jod zuführen, Veganer B-Vitamine. Und Multipräparate können alten Menschen mit wenig Appetit helfen – sowie Patienten, bei denen der Körper aufgrund von Krankheiten oder einer Medikamenteneinnahme Mikronährstoffe schlechter aufnimmt. Wichtig: Die Dauerdosierung sollte stets ein Arzt festlegen. Sonst droht eine zu hohe Gabe mit gefährlichen Folgen wie etwa Nierenschädigungen und Gefäßverkalkung.

wiederum führt bei vielen zu einer Fruktose-Intoleranz: Die Zahl der für Fruchtzucker zuständigen Enzyme im Darm reicht dann nicht mehr aus, um die Fruktoseflut, etwa aus Softdrinks, zu bewältigen.

Nimmt der Darm derart Schaden, erhöht sich das Risiko für sämtliche Zivilisationskrankheiten wie Adipositas und Diabetes zusätzlich. Auch gegen Infektionen sind Menschen dann weniger gut gewappnet. Denn im Darm ist ein Großteil unseres Immunsystems beheimatet. Wer eine ungesunde Darmflora aufweist, leidet daher beispielsweise mit höherer Wahrscheinlichkeit unter einem schweren Verlauf einer echten Grippe oder COVID-19. Entsprechend gehören mangelernährte Patienten Studien zufolge bei COVID-19 zu den Gruppen mit den höchsten Sterblichkeitsraten.

Auch das Gehirn nimmt Schaden

Doch nicht nur Magen und Darm leiden unter unserer aktuellen Ernährungsweise. So konnten Forscher kürzlich nachweisen: Ungünstige Nahrung beeinflusst auch unser Oberstübchen negativ. Unter anderem beeinträchtigt sie den Hippocampus – jenen Bereich im Gehirn, der mit für das Lernen und unser Gedächtnis zuständig ist. Durch die negativen Auswirkungen auf unsere kognitiven Fähigkeiten erhöht die moderne westliche Ernährung langfristig das Demenzrisiko.

Zudem wird die Psyche in Mitleidenschaft gezogen. So zeigen Studien: Wer sich eher ungesund ernährt mit wenig frischen Lebensmittel und vielen Fertigprodukten, erkrankt mit höherer Wahrscheinlichkeit an Depressionen. Umgekehrt kann eine artgerechte Ernährung dabei helfen, die Krankheit zu behandeln.

Auch in Schulen, Kitas und Co. fehlt Qualität

Wie so oft ist der Blick auf den Teller des Einzelnen nur ein Indiz für eine Misere im Großen: Auch in Gemeinschaftseinrichtungen – von der Kita bis zum Pflegeheim – dominieren ungünstig zusammengesetzte Mahlzeiten den kulinarischen Alltag. Denn verbindliche Qualitätsstandards für die Verpflegung fehlen. Dadurch sind die Gerichte häufig wieder zu kohlenhydrat- und kalorienreich, umgekehrt ist der Anteil an Gemüse, Hülsenfrüchten und Vollkorn viel zu gering.

Wie schlimm die Lage etwa an Schulen ist, hat eine Studie gezeigt. Demnach bieten die meisten Bildungseinrichtungen hierzulande als Zwischenverpflegung Lebensmittel an, die der moderne Mensch möglichst selten verzehren sollte: Brot und Brötchen gibt es an fast allen Schulen, an zwei von dreien außerdem süße Backwaren wie Donuts und Fast Food wie Würstchen oder Pizza. Jede zweite Schule bietet Süßigkeiten an – und vier von zehn gar Softdrinks!

Besonders schlimm ist auch die Versorgung alter Menschen. Diese haben einen veränderten Bedarf an Mikronährstoffen und können häufig nur noch eingeschränkt kauen – doch die meisten Pflegeeinrichtungen haben keine finanziellen und zeitlichen Ressourcen, um darauf angemessen einzugehen. Auch die Qualität der »Essen auf Rädern«-Angebote ist oft miserabel: Die Gerichte enthalten ebenfalls meist nicht nur zu geringe Gemüseportionen und zu viel von Beilagen und Fleisch – durch die lange Aufwärmzeit gehen zudem die wenigen wertvollen Inhaltsstoffe verloren. Mit all dem befeuern die Gemeinschaftseinrichtungen das Paradoxon der modernen Ernährung dramatisch!

Leuchtturm-Projekte machen Hoffnung

Immerhin: Die Lage bessert sich – langsam. Mehr und mehr Kitas, Schulen, Kantinen und Pflegeheime folgen in der Verpflegung den Qualitätsstandards der Deutschen Gesellschaft für Ernährung. In Sachen Schulverpflegung etwa ist der DGE-Standard inzwischen in einigen Bundesländern vorgeschrieben. Zwar entspricht dieser nicht vollständig dem aktuellen Stand der ernährungswissenschaftlichen Forschung, aber ein guter Anfang ist er allemal!

Richtig begeistern können mich Projekte wie »Lecker hoch drei – Dinners för Kinners«. Dabei versorgt ein gemeinnütziger Hamburger Betrieb rund 50 Kitas und Schulen mit gut 5000 Essen täglich; etwa die Hälfte der Arbeitsplätze ist mit schwerbehinderten Menschen besetzt. »Lecker hoch drei« kocht artgerecht und kühlt die Gerichte schnell herunter. In den Kitas werden die Mahlzeiten anschließend erwärmt und direkt serviert – so bleiben mehr gesunde Inhaltsstoffe erhalten.

Ein weiterer Clou: Zu Gerichten wie Graupensuppe, die viele Kinder zunächst ablehnen, liefert der Betrieb pädagogische Begleitinformationen. Damit können Erzieher den Kindern das Ungewohnte näherbringen und eine günstige Ernährungsprägung unterstützen.

Was Sie selbst gegen die Misere tun können

Den Konsum an Fertigprodukten deutlich zu reduzieren und öfter artgerecht zu kochen, gehört zu den wirkungsvollsten ernährungsmedizinischen Maßnahmen überhaupt. Da wir uns in der Regel aber stark an die ungünstige moderne Ernährung gewöhnt haben, sollten Sie langsam mit der Umstellung anfangen! Denn unser Geschmackssinn braucht eine Weile, um sich etwa von künstlich geschmacksintensivierten Produkten zu entwöhnen – die Voraussetzung, damit wir die Aromen natürlicher Lebensmittel ähnlich genießen.

Versuchen Sie daher zunächst, an höchstens vier Tagen pro Woche zu Fertigprodukten zu greifen – und dabei jeweils nur bei einer Mahlzeit. Haben Sie das einen Monat lang geschafft, reduzieren Sie den Konsum auf drei Tage und so weiter. Die folgenden Empfehlungen und Tricks helfen dabei.

Planen Sie die kulinarische Woche im Voraus

Eine kluge Vorratshaltung verhindert, aus Zeitnot zu Ungesundem zu greifen. Stellen Sie sich daher für eine Woche im Voraus Rezepte zusammen – nach Ihrem Geschmack und individuellen Vorlieben. Folgen Sie dabei Woche für Woche mehr den Regeln artgerechter Ernährung (s. S. 37), etwa indem Sie den Gemüseanteil erhöhen und Gerichte gesund toppen, beispielsweise mit Nüssen oder wertvollen Ölen wie Leinöl. Kaufen Sie für diese Rezepte dann alle Zutaten auf Vorrat ein.

Wenn Fertigprodukte, dann nur die guten

Es gibt einige wenige Fertigprodukte, die sich durchaus für die gesunde Küche eignen. Die Ampel-Liste zeigt, welche gar nicht gehen, welche gerade noch ok sind und welche sie gut nutzen können.

- **Rot – möglichst vom Speiseplan streichen:** Instant-Produkte; industriell hergestellte Backwaren wie Croissants (etwa in Plastikverpackung oder sehr lange haltbar); Softdrinks wie Cola; alle Produkte mit einer langen Zutatenliste und künstlichen Zusatzstoffen wie Konservierungsmitteln und Aromen, zum Beispiel TK-Pizza und vermeintlich gesunde vegane Burger.

- **Gelb – ab und an in Ordnung:** frische, vorgegarte Gemüsesuppen; Trockenmischungen zum Anrühren für Gemüse-Bratlinge und Falafel (wenn ohne Zusätze wie Hefeextrakt); TK-Fertiggerichte mit möglichst hohem Gemüseanteil und anderen artgerechten Zutaten, etwa Hirse oder Vollkornnudeln (wenn sie keine künstlichen Zusätze wie Emulgatoren enthalten).

- **Grün – gerne verwenden:** naturbelassene, ungewürzte TK-Gemüsemischungen und TK-Fischfilets ohne Zusätze.

Das Gute: Zu vielen unguten Fertigprodukten gibt es artgerechte Alternativen, die Sie kaufen können – oder schnell selbst zubereitet haben, wie die folgende Tabelle zeigt. Ideen für eine Reihe von gesunden Rezepten finden Sie außerdem im Rezeptteil ab S. 144.

Fertigprodukt	Artgerechte Alternative(n)
Softdrinks	Wasser mit Zitronensaft und Oststücken
Smoothies	selbst gemachte Smoothies aus Gemüse (etwa Grünkohl, Spinat, Sellerie) und zuckerarmem Obst im Verhaltnis 1:1
Müslis	eigene Mischungen ohne Zuckerzusatz (z. B. aus Haferflocken, Leinsamen, Nüssen und getrockneten Cranberries)
Chips, Flips und Salzbrezeln	Gemüsesticks mit Kräuterquark, Nüsse, Ofen-Kichererbsen (s. Rezept S. 164)
Fruchtgummi	1:1-Mix aus Trockenfrüchten und Nüssen
Eis	Frisches Obst mit Naturjoghurt pürieren, evtl. mit wenig Erythrit süßen, im Tiefkühlfach gefrieren
Zuckerreiche Fertigjoghurts	150 g Naturjoghurt mit 100 g frischem zuckerarmem Obst (etwa Beeren) mischen
Milchmixgetränke	reine Buttermilch, Kefir, Ayran
Backwaren	Waren vom Traditionsbäcker
Gemüsebrühe	Suppengrün putzen, waschen und im Mixer fein häckseln. Die Masse mit 10 g Salz pro 100 g Paste würzen, in Schraubgläser füllen und wie gewohnt verwenden.

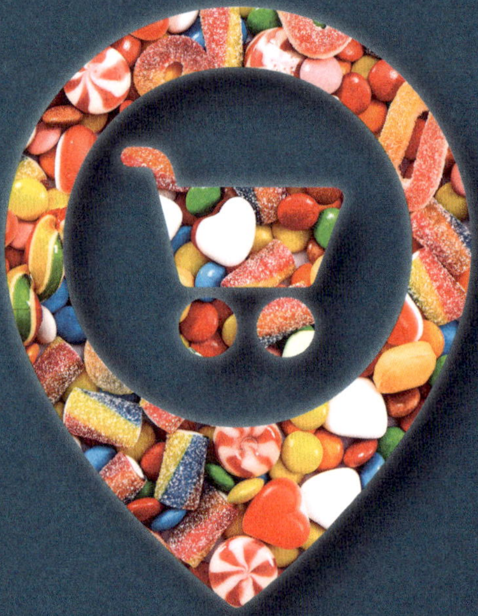

6

Leben im Überfluss – ein schwieriges Umfeld

Vom Konflikt zwischen Evolution und Moderne

1567 schuf der niederländische Maler Pieter Bruegel eines seiner bekanntesten Gemälde: das »Schlaraffenland«. Darauf zu sehen ist unter anderem ein Gelehrter, dem von einem Baum Wein in den Rachen tropft, und ein Knappe, der nur darauf wartet, dass ihm vom Dach ein Pfannkuchen in den Mund fällt. Dazu läuft ein gebratenes Spanferkel umher, das Tranchiermesser praktischerweise schon an eine Flanke geklemmt. Der Zaun ist aus Würstchen geflochten und die Schiffe im Hintergrund fahren auf einem See aus Milch. Gesund oder glücklich sieht auf diesem Bild dennoch nichts und niemand aus – die Menschen sind dick und wirken bräsig, kollabiert unter dem Gewicht des Überflusses.

Auch wenn die wenigsten es sich bewusst machen und wahrhaben wollen: Unser modernes Leben gleicht genau solch einem Schlaraffenland. Ein Supermarkt etwa hält gut 10 000 Produkte bereit; Imbisse und Restaurants sind bei den meisten nur ein paar Schritte oder Autominuten entfernt. Selbst in Drogerien und Apotheken gibt es Süßigkeiten zu kaufen. Wer nachts um drei noch Hunger hat, bekommt an Tankstellen belegte Brötchen und Bockwurst.

Überfluss trifft Bequemlichkeit

Dazu kommt ein Komfort, den sich Menschen früher ebenfalls nur in ihrer Phantasie ausmalen konnten. Über Jahrtausende hinweg galt: Wer abends etwas essen wollte, musste für Früchte oder Beute tagsüber kilometerweit laufen, auf den Feldern ackern – oder aber, im Zuge der Industrialisierung, in Werkstätten und Fabriken körperlich schwer schuften. Müßiggang und Bequemlichkeit waren ein Luxus, nach denen sich alle sehnten. Und so wurden die Städte parallel zum Wirtschaftswunder in den 50er-Jahren autofreundlich umgebaut, dazu kamen neue Landstraßen und Autobahnen. Außerdem sind heute sehr viele Prozesse im Job und im Privaten automatisiert; Maschinen übernehmen die Arbeit, die früher den Menschen die Rücken krümmte. Dadurch muss sich heute im Alltag fast niemand mehr großartig bewegen: Die meisten fahren mit dem Auto, Zug oder Bus zur Arbeit, erledigen da im Sitzen ihren Job – und müssen für schnelle Energie nur in die Schublade zum Schokoriegel greifen.

Der menschliche Körper kommt nicht mit

Das große Problem: Der Wechsel von einer weitgehend agrarischen Gesellschaft hin zu einer hochtechnisierten Moderne ohne viel Alltagsaktivität vollzog sich in gerade einmal 200 Jahren. Damit kamen Überfluss und Komfort viel zu schnell für unseren Körper. Denn der menschliche Organismus braucht Jahrtausende, um sich genetisch an ein neues Lebensumfeld anzupassen. Daraus ergibt sich ein echtes Problem: Vom Bauplan her gleichen wir weitgehend unseren Vorfahren in der Savanne – und dieser ist von der Evolution auf einen bewegungsreichen Alltag hin optimiert, in dem Nahrungsmittel knapp und über lange Phasen im Jahr gar nicht verfügbar sind. Diese evolutionäre Prägung kollidiert nun mit unserem modernen Umfeld, das in nichts mehr dem natürlichen Lebensraum gleicht, in dem wir uns als Homo sapiens entwickelt haben.

Unser evolutionäres Erbe wird zur Falle

Wie schon in Kapitel drei kurz beschrieben, hat uns die Evolution einige Programme wie etwa die Fett-Zucker-Gier eingeprägt, die in einem natürlichen Lebensraum das Überleben sicherten. So ist unser Gehirn beispielsweise grundsätzlich darauf ausgerichtet, uns dazu zu bringen, möglichst viel Hochkalorisches zu essen. Schlicht deshalb, weil energiereiche Nahrung bis vor kurzem Mangelware war – und damit uneingeschränkt von Vorteil. Heute aber, wo fast alles jederzeit verfügbar ist, macht es uns dieses evolutionäre Erbe schwer, aus dem Überangebot die günstigen Lebensmittel zu wählen und den allgegenwärtigen ungesunden Verlockungen zu widerstehen. Lassen Sie mich das Problem dieser evolutionären Programme an zwei weiteren Beispielen verdeutlichen:

- **Süß-Schwäche und Bitter-Abneigung:** Sie bekommen schon beim Gedanken an Schokolade, Kuchen, Kekse und Eis einen unbändigen Appetit? Damit sind Sie nicht allein: Diese Vorliebe ist jedem Menschen auf der Erde zu eigen. Denn wir sind genetisch darauf geprägt, Süßes zu lieben – und umgekehrt Bitteres zunächst einmal abzulehnen. Der Grund: Süßes ist in einem natürlichen Lebensumfeld in den meisten Fällen nicht giftig. Die Geschmacksqualität bitter dagegen zeigt häufig Verdorbenes oder Giftiges an. Die Schwäche für Süßes und die Ablehnung von Bitterem half unseren Vorfahren also, die ungefährlichen Lebensmittel auszuwählen.
  Darüber hinaus liefert Süßes dank seines hohen Kohlenhydratgehalts schnell verfügbare Energie. Und davon brauchten unsere Ahnen, wie schon erwähnt, viel – etwa, um auf der Jagd einem Beutetier hinterhersprinten zu können oder Speicherfett zu produzieren. Aufgrund dieses evolutionären Erbes ist es also nur natürlich, dass wir im Supermarkt viel lieber zum Fruchtgummi greifen als zum ultragesunden Chicorée. Und dass es eine ausgeprägte Selbstregulation braucht, um nicht zuzulangen, wenn die Süßigkeiten in unserer Nähe liegen. Was sie leider oft tun.

- **Mere-Exposure-Effekt und Xenophobie:** Die beiden Begriffe lassen sich grob übersetzen mit »Effekt des bloßen Kontakts« und »Angst vor allem Fremden«. Sie beschreiben das Phänomen, dass wir beim Essen – aber nicht nur dort – das Bekannte dem Unbekannten stets vorziehen. Der Spruch »Was der Bauer nicht kennt, frisst er nicht« hat eine evolutionäre Grundlage: Kinder lernen von ihren Eltern, was essbar ist. Das reduziert das Vergiftungsrisiko, das Menschen eingingen, würden sie alles auf Anhieb mögen, was ihnen essbar erscheint. Einfach, weil in einem natürlichen Lebensumfeld unter dem Unbekannten zuverlässig auch Ungenießbares ist. In unserer modernen Umgebung aber schaden der Mere-Exposure-Effekt und die Xenophobie. Denn sie behindern uns beim Versuch, gesündere Essgewohnheiten aufzubauen, also etwa morgens Quark mit Beeren zu wählen anstelle des geliebten Marmeladenbrötchens. Dabei müsste der Großteil der Deutschen die eigene Ernährung dringend umstellen. Haben doch die meisten hierzulande in der Kindheit eine Prägung auf ungünstige Lebensmittel wie Nudeln, Fleisch, Fertigprodukte und Süßigkeiten erfahren – Nahrung, die uns in der aktuell konsumierten Menge krank macht. Immerhin: Mit ein wenig Geduld lassen sich Mere-Exposure-Effekt und Xenophobie überwinden. Selbst Lebensmittel, die wir beim ersten Probieren für ungenießbar halten, schmecken uns nach etwa 15 Kostproben. Es ist also absolut möglich, sich eine ausreichend große Palette an Gemüsesorten und sonstigen gesunden Nahrungsmitteln wie etwa Vollkornprodukten »anzuessen«.

Die Industrie triggert das evolutionäre Erbe

Über unser evolutionäres Erbe wissen leider nicht nur Ernährungsmediziner Bescheid, auch die Lebensmittelhersteller nutzen es geschickt für ihre unguten Zwecke (s. S. 53). Beispielsweise gestalten sie die sogenannte »Quengelmeile« an den Kassen im Supermarkt äußerst clever. Auf wenigen Metern findet sich dort dichtgepackt allerlei Ungesundes wie Chips und Schokoriegel, das Kinder zu ihren teilweise beeindruckenden »Ich!Will!Das!Jetzt!Sofort!Haben!«-Bettelattacken reizt.

Ich hoffe, mittlerweile ist klar: Kinder reagieren nicht deshalb so heftig auf die Snacks, weil sie unerzogen wären. Sondern weil die geschickt positionierten Waren jenes System im menschlichen Gehirn aktivieren, das uns immer dann zum Zugreifen animiert, sobald Hochkalorisches in der Nähe ist. Bei Erwachsenen passiert übrigens genau das Gleiche. Nur brauchen sie vor dem Zugreifen niemanden um Erlaubnis zu fragen – und müssen deshalb auch nicht auf der Quengelmeile ausflippen.

Werbung reizt uns zum Dauersnacken

Besonders ungünstig an unserem modernen Lebensumfeld ist aus den gerade genannten Gründen auch die allgegenwärtige Werbung für ungesunde Lebensmittel. Denn sie verwandelt etwa das eigene Zuhause in eine Art virtuellen Supermarkt. Kaum eine TV-Sendung, kaum ein Online-Video, das nicht eingeleitet oder unterbrochen wird durch Clips für all das, was uns langfristig so krank macht – von der TK-Pizza über den Softdrink und das Fix-Produkt bis hin zur Pralinenmischung. Mit Sozialen Netzwerken wie Instagram und Co. haben Nahrungsmittelhersteller eine weitere wirkungsvolle Werbeplattform zur Verfügung. Influencer-Werbung, ob versteckt oder offen, ist besonders perfide, da Follower denjenigen, denen sie folgen, einen großen Vertrauensvorschuss geben. Und genau deshalb ist diese Werbeform für Unternehmen so reizvoll: Denn wenn etwa eine bekannte Youtuberin erklärt, dass sie diesen Fertigcappuccino aus der Kühltheke täglich trinkt und abends oft die Chips mit Currywurstgeschmack snackt, dann kann das alles – aus Sicht vieler Follower – ja nicht schlecht sein. So gut, wie die Influencerin aussieht!

Jeder einzelne TV-Spot und jede einzelne Influencer-Empfehlung regen zudem leider wieder das evolutionsgeschichtlich alte System im Gehirn an, das uns zum Essen verleitet. Es liegt also nicht an mangelnder Selbstdisziplin, wenn Sie im Anschluss an solche Werbung aufspringen und auf der Suche nach Snacks durch die Wohnung tigern. Oder Ihnen beim nächsten Supermarktbesuch das neue, prominent beworbene Produkt aus der Horrorpalette ultraverarbeiteter Fertigprodukte ins Auge fällt und Sie es direkt kaufen. Es ist schlicht eine durch unser evolutionäres Erbe begünstigte Gewohnheit.

Vor allem Kinder nehmen langfristig Schaden

Besonders häufig richtet sich Lebensmittelwerbung an Kinder. Das Kalkül der Lebensmittelhersteller: Wer es schafft, Kinder als die Kunden von morgen auf die eigenen Produkte zu prägen, fährt langfristig stabile Umsätze ein. Denn in den ersten Lebensjahren bilden sich unsere Essgewohnheiten aus. Dass dieses Kalkül auch aufgeht, belegen Studien: Wer in der Kindheit eher wenig abwechslungsreich gegessen hat, tut sich als Erwachsener besonders schwer damit, gesunde Alternativen zu probieren. Welchen ungünstigen Einfluss Werbung auf das Essverhalten von Kindern hat, ist inzwischen ebenfalls belegt. Beispielsweise essen Kinder einer Studie zufolge bei der nächsten Mahlzeit mehr, wenn sie zuvor eine Werbung für ungünstige Lebensmittel gesehen haben.

Ein striktes Werbeverbot muss her

Die allgegenwärtigen Lockrufe der Lebensmittelindustrie verursachen damit nachgewiesenermaßen eine ungünstige Essprägung, die sich ein Leben lang negativ auf die Gesundheit des Einzelnen auswirkt. Aus diesem Grund ist es nur richtig und wichtig, dass immer prominenter ein Verbot für jene Werbung diskutiert wird, die sich an Kinder richtet und Lebensmittel mit einem hohem Zucker-, Fett-

»In Deutschland sieht ein mediennutzendes Kind von 3 bis dreizehn Jahren täglich 15 Lebensmittelwerbungen für ungesunde Produkte – fünf im Internet, zehn im TV.«

QUELLE: EFFERTZ, T.: »KINDERMARKETING FÜR UNGESUNDE LEBENSMITTEL« (2021)

und Salzgehalt anpreist. Allerdings muss dieses Verbot umfassend sein, ohne jedes Schlupfloch! Beispielsweise sollte ein entsprechendes

Gesetz Influencer-Werbung für Ungesundes komplett und Clips in TV, Streaming-Angeboten und Radio für die Zeit zwischen 6 bis 23 Uhr untersagen. So fordert es unter anderem das Wissenschaftsbündnis Deutsche Allianz Nichtübertragbare Krankheiten (DANK) gemeinsam mit anderen Fachverbänden in einem Positionspapier. Für ebenso sinnvoll halte ich die darin empfohlene Bannmeile für Plakatwerbung, die im 100-Meter-Umkreis von Kitas, Schulen und Spielplätzen gelten soll.

Auch private Feiern verführen zur Völlerei

Doch nicht nur die Industrie lockt mit ungesundem Überfluss, auch wir selbst befeuern das Problem immer wieder ohne Not. Etwa auf Familienfesten: Ob Hochzeit oder 70. Geburtstag – meist biegen sich die Tische unter dem Gewicht von Braten, Saucen, Kroketten, Kuchen und Schokoladenbrunnen. Nun spricht natürlich absolut nichts dagegen, gemeinsam zu feiern und sich ein paar kulinarische Extrarunden zu gönnen. Aber es wirkt mitunter fast zwanghaft, wie sehr Feste gleichgesetzt werden mit Futterorgie und Alkoholkonsum. Die Gründe dafür sind historischer Natur: In Zeiten allgemeiner Armut war es ein Zeichen von Anerkennung und Fürsorge, Nahrungsmittel oder Geld anzusparen, um dann zum Feieranlass Verwandten und Freunden ein üppiges Buffet bieten zu können. Heute dagegen? Essen wir jeden Tag so wie die Menschen früher an einem Festtag. Und deshalb wäre eine Tafel voller artgerechter Leckereien in Zeiten des Überflusses das stärkere Zeichen von Wertschätzung.

Was Sie selbst gegen die Misere tun können

In unserer heutigen, völlig unnatürlichen Lebensumgebung den allgegenwärtigen Verlockungen zu widerstehen, gehört zu den größten Herausforderungen in Sachen artgerechter Ernährung. Doch mit den folgenden Tricks und Kniffen lässt sich diese Aufgabe deutlich leichter meistern. Die Wirksamkeit dieser Maßnahmen ist übrigens durch Studien belegt – sie haben nachgewiesenermaßen einen günstigen Effekt auf das Gewicht, die Blutfette und den Blutdruck.

Cleverer einkaufen

Im Supermarkt lockt Ungesundes in einer Dichte wie nirgendwo sonst. So widerstehen Sie erfolgreich:

- **Gehen Sie nie hungrig einkaufen:** Denn dann ist unsere Impulskontrolle geschwächt und wir greifen umstandslos zu Ungesundem wie Chips und Co.
- **Schreiben Sie stets einen Einkaufszettel:** Wenn Sie wirklich nur das Notierte aus dem Regal ziehen, wird der Einkauf automatisch gesünder.
- **Aktivieren Sie das Prinzip Wocheneinkauf:** Wer sich den Verlockungen der Lebensmittelindustrie seltener aussetzt, muss seltener widerstehen.

- **Planen Sie den Gang durch den Supermarkt:** Laufen Sie zum Beispiel direkt zur Gemüseabteilung und versuchen Sie, die Regale mit dem Naschwerk gar nicht erst zu passieren.

- **Kaufen Sie mal auf dem Wochenmarkt:** Dort gibt es kaum industrielle Produkte – dafür umso mehr Gesundes und oft günstige Waren aus der Region, die gerade Saison haben.

Kontextveränderungen vornehmen

Die Wohnung der meisten Menschen gleicht einem Schlaraffenland im Kleinen, mit leicht verfügbaren Leckereien sichtbar an allen Ecken. Doch jeder Müsliriegel im Regal, jede Packung Wiener Würstchen im Kühlschrank und jede Dose Eis im Tiefkühlfach reizen die ungünstigen evolutionären Programme, die uns auf Appetit polen. Und niemand hat eine derart ausgeprägte Impulskontrolle, um all diesen Versuchungen widerstehen zu können. Deshalb hilft nur, das eigene Zuhause verführungsärmer zu gestalten:

- **Verbannen Sie Hochkalorisches aus dem Umfeld:** Stellen Sie halbwegs gesunde Snacks, die Sie sich als Luxus ab und an gönnen können – wie Linsenchips, Vollkornkekse oder Bitterschokolade (mind. 70 % Kakaoanteil) – nicht gut sichtbar auf Anrichten und in offenen Regalen ab, sondern zum Beispiel ganz hinten in der Speisekammer. Was Sie nicht sehen, kann Ihren Appetit nicht anheizen.

- **Kaufen Sie nur noch gesunde Snacks:** Wenn Sie lediglich naturbelassene Nüsse, frisches Obst und Naturjoghurt im Haus haben statt Chips und Schokolade, bleibt Ihnen bei Snacklust-Attacken nur die Wahl zwischen artgerecht und artgerecht.

- **Bauen Sie Essbarrieren auf:** Kaufen Sie mehr Lebensmittel, die Sie erst garen, mindestens aber schälen müssen, wie zum Beispiel Orangen, Kiwis und Pistazien. So verhindern Sie, zu schnell zu viel zu essen, und geben Ihrem Körper die nötige Zeit, um Sättigungssignale zu senden.

Werbekonsum verringern

Es klingt vielleicht banal, doch es wirkt: Schalten Sie beim Fernsehen konsequent um, wenn Werbung kommt! So entgehen Sie Clips, die für Ungesundes werben und damit dutzendfach am Tag ohne Not Ihren Appetit anregen. Noch leichter: Schauen Sie Ihre Lieblingsserie nicht live, sondern später im Streaming-Angebot nach, das inzwischen viele Sender bereithalten – dort wird sehr viel weniger Werbung gezeigt. Buchen Sie zudem bei Nachrichtenportalen werbefreie Bezahlangebote: Die damit anfallenden zusätzlichen Kosten sparen Sie locker dadurch wieder ein, dass Sie weniger anfällig für den Kauf neuer (und meist besonders teurer) Produkte sind. Darüber hinaus sollten sie jenen vielen Influencern »entfolgen«, die verdeckt oder offen für ungesunde Nahrungsmittel werben – diese haben Ihr Vertrauen wirklich nicht verdient!

Gesunde Minigewohnheiten aufbauen

Um langfristig leichter artgerechte Essentscheidungen zu treffen, hilft es am meisten, ungünstige Routinen durch günstige zu ersetzen. Dann sehnen wir uns automatisch mehr nach Gesundem als nach Ungesundem und nehmen uns damit selbst aus dem Visier der Lebensmittelindustrie. Das gelingt, indem Sie Stück für Stück günstige Minigewohnheiten in den Alltag integrieren. Wenn Sie etwa bei jeder Mahlzeit vorab ein Stück Rohkost essen, kommen Sie auf die empfohlene Menge Gemüse, zudem steigt der Blutzucker durch die Mahlzeit nicht so schnell an. Trimmen Sie eher Ungutes langsam auf gesund – Beispiel Kartoffelpüree: Schritt eins wäre, es selbst zu kochen. Schritt zwei: Ersetzen Sie erst ein Fünftel der Kartoffeln durch Gemüse wie Möhren oder Sellerie und steigern Sie das Verhältnis dann langsam auf 1:1. Das Gleiche funktioniert, um Weißmehlnudeln durch Hülsenfrüchte-Pasta zu ersetzen. In Restaurants sollten Sie sich ab sofort statt des Gewohnten gesündere, aber ähnlich leckere Alternativen bestellen – etwa eine Ofenkartoffel statt der Pommes.

Aktivitätslevel im Alltag erhöhen

Jeder zusätzliche Schritt und jede Miniübung verringern den Kalorienüberschuss, den die meisten Menschen heute täglich aufs Neue aufbauen. Die folgenden Tipps helfen dabei:

- **Nach dem Aufstehen:** Führen Sie etwa fünf Minuten lang Gymnastikübungen durch – idealerweise am offenen Fenster.

- **Beim Zähneputzen:** Machen Sie fünf bis zehn Kniebeugen.
- **Bei Autofahrten:** Parken Sie Ihr Auto mindestens 200 Meter vom Ziel entfernt und gehen Sie den restlichen Weg zu Fuß.
- **Bei privaten Treffen:** Verabreden Sie sich mit Freunden und Verwandten auf einen Spaziergang oder eine gemeinsame Sporteinheit statt nur auf einen Kaffee oder ein gemeinsames Essen.
- **Im Büro:** Richten Sie sich, wenn möglich, ein Stehpult ein – oder setzen Sie sich zum Arbeiten auf einen Gymnastikball.
- **Beim Telefonieren:** Laufen Sie während des Gesprächs durch den Raum. Nutzen Sie längere Telefonate für einen Spaziergang.
- **Beim Fernsehen oder Warten an der Kasse:** An- und entspannen Sie so viele Muskeln wie möglich mehrmals nacheinander.
- **Vor großen Feiern:** Legen Sie einen Fastentag oder eine zusätzliche Sporteinheit ein, um einen Kalorienpuffer aufzubauen.

Auf Festen klug wählen

Dem Überfluss überbordender Buffets auf Hochzeiten und Co. begegnen Sie am besten, indem Sie schon im Vorhinein planen, was Sie sich auf den Teller packen – und was besser nicht. Geizen Sie an Saucen, Pommes, panierten Lebensmitteln, Frittiertem, Aufläufen, Sahnetorten, Süßspeisen, Weizenbroten und -baguettes und Fertigsalaten (z. B. mit Fisch oder Hähnchen). Greifen Sie aber ordentlich zu bei rohem und gedünstetem Gemüse, frischen Salaten, magerem Fleisch und Fisch, unverarbeiteten Beilagen wie Kartoffeln, Reis und Quinoa, frischem Obst, Quark, Naturjoghurt, Nüssen und Samen.

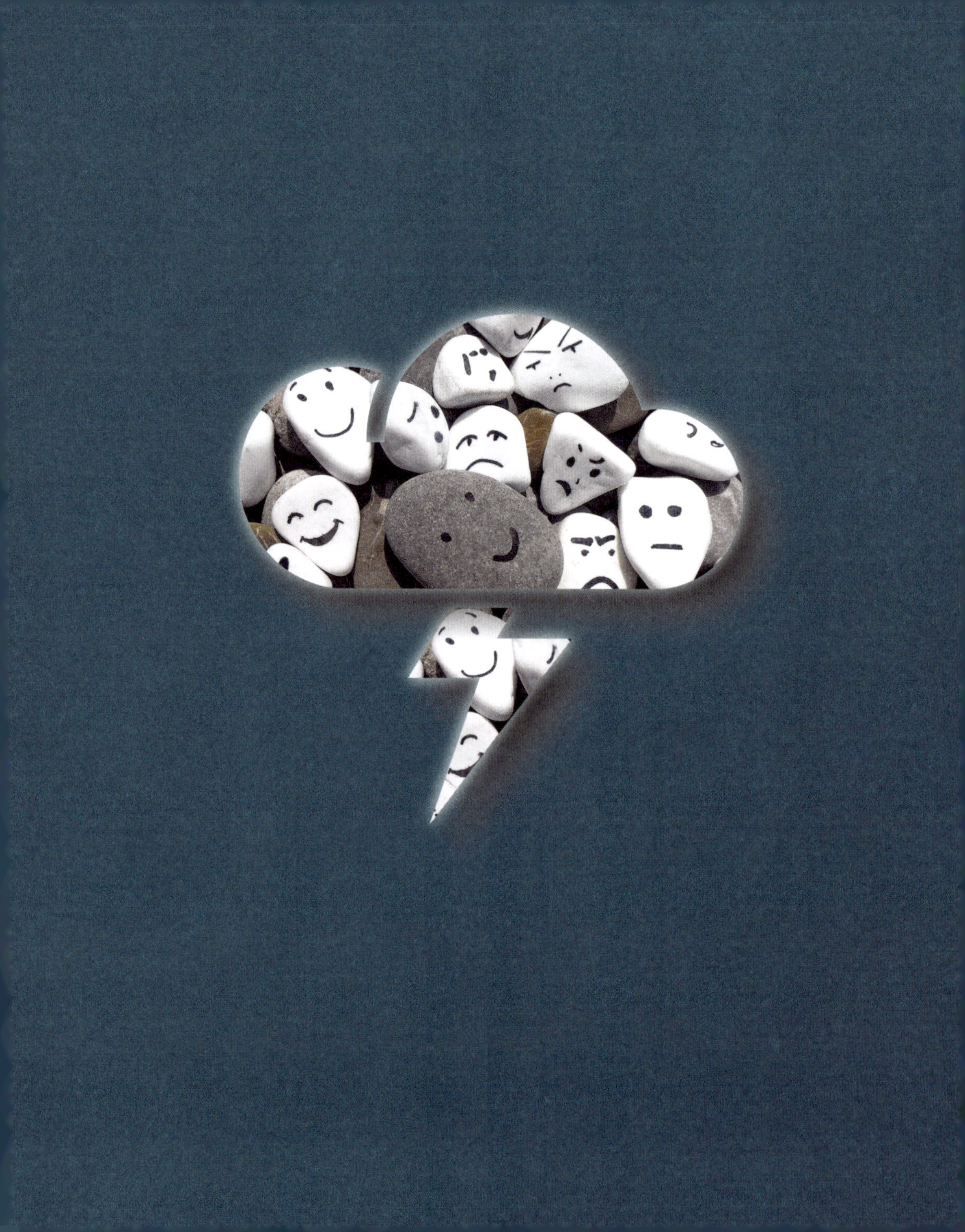

7

Wie Gefühle unser Essverhalten beeinflussen

Vom Lustessen gegen Frust und Traurigkeit

Würden wir allein deshalb Brot, Gemüse und Fleisch konsumieren, um uns mit Energie zu versorgen – niemand hätte ein Problem mit ernährungsbedingten Krankheiten. Doch Essen bedeutet eben viel mehr als sich Nahrung zuzuführen. Zum einen sind Lebensmittel schnell verfügbare Genussgaranten: Wann immer wir etwas Leckeres zu uns nehmen, am besten gemeinsam mit Freunden oder Verwandten, breitet sich dieses so angenehme, warme Wohlgefühl in uns aus, das die meisten mit einer gelungenen Mahlzeit verbinden. Zum anderen bildet Essen eine Art sozialen Kitt: Es macht aus dem Einzelnen das Mitglied einer Gemeinschaft, die gemeinsame Essensrituale teilt – von der Familie im ganz Kleinen bis zur Nation im Großen. Man denke nur an teils seltsame familieneigene Lieblingsgerichte wie Butterbrot mit Zucker oder an typische regionale Spezialitäten wie die Brezel in Süddeutschland und den Grünkohl in Norddeutschland: All das kann Menschen ein intensives Gefühl von Zugehörigkeit und Zuhausesein schenken.

Essen ruft Glückshormone auf den Plan

Doch was genau steckt hinter diesem guten Gefühl, das Essen uns beschert? Ausgelöst wird es durch das Belohnungszentrum im Gehirn: Wenn beispielsweise ein Stück Schokolade auf unserer Zunge zergeht, schüttet der Körper jede Menge Dopamin aus. Dieser Botenstoff ist einer von vier Hormonen, die uns auf zufrieden polen und die der Volksmund deshalb »Glückshormone« nennt. Dopamin wirkt dabei als sogenannter positiver Verstärker: Weil wir das von ihm verursachte Wohlgefühl immer wieder spüren wollen, animiert uns das Hormon, die auslösende Handlung zu wiederholen. Damit steht Dopamin am Beginn von Lernprozessen und hilft so beispielsweise auch, Bewegung in unseren Alltag zu integrieren. Treiben wir eine Sportart, die uns Freude bereitet, etwa, weil wir in der Gruppe aktiv sind oder eine Verbesserung bemerken – zum Beispiel in Sachen Technik oder Ausdauer –, dann hat das einen Dopaminausstoß zur Folge. Und wir gehen motiviert zum nächsten Training, einfach, weil wir uns ein weiteres Mal so gut fühlen wollen.

Dopamin bildet die Basis für Essgewohnheiten

Weil es so gut als Motivator funktioniert, sorgt Dopamin auch dafür, dass wir in der Kindheit »lernen«, was wir besonders gern mögen. Schokolade, Chips, Würstchen und Pizza landen auf der Liste von Lieblingsessen dabei zuverlässig ganz oben. Der Grund: Unser Körper schüttet je nach Lebensmittel unterschiedlich viel Dopamin aus. Hochkalorisches wie Fruchtgummi etwa belohnt das Gehirn besonders stark. Wenn Kinder also das erste Gummibärchen probieren, fühlen sie sich meist richtig gut. Bei einem Stück Apfel dagegen schüttet der Körper zwar immer noch einiges vom Glückshormon aus, aber schon sehr viel weniger. Und nur noch ein deutlich abgeschwächtes Wohlgefühl kommt auf, wenn wir energiearme Lebensmittel wie Gurke oder Sellerie mümmeln.

Auf diese Weise sorgt Dopamin dafür, dass wir Lebensmitteln unterschiedliche Prädikate verleihen. Süßes erhält ein »Begehrenswert!«, Gurke maximal ein »Joa, ganz lecker«. Es sei denn, der Genuss des Gemüses wird anderweitig mit einem Wohlgefühl verknüpft – etwa, wenn die Großmutter im Sommer immer Gurken selbst eingelegt hat, man als Kind mit in der Küche saß und in der Situation einen guten Schuss Geborgenheit erlebte.

Dopaminausstoß ist evolutionär sinnvoll

Mit seiner Wirkweise bildet Dopamin die Basis für ein Phänomen, das Experten den »hedonistischen Hunger« nennen: Wir essen häufig einfach deshalb, weil es sich gut anfühlt. Dieser Lusthunger diente, wie schon gesehen so vieles, lange unserem Überleben. Denn die Aussicht auf ein Glücksgefühl durch den Verzehr von Süßem beispielsweise brachte unsere Ahnen dazu, zuzugreifen, wenn im Spätsommer reife Früchte an Büschen und Bäumen hingen. Und wer auf diese Weise mehr Kohlenhydrate zu sich nahm, als er verbrannte, konnte einiges an Speicherfett anlegen. Das wiederum, Sie wissen es längst, erhöhte die Wahrscheinlichkeit, Zeiten eines Nahrungsmangels zu überstehen, die früher so zuverlässig auf die kurzen Phasen der Fülle folgten.

Die Schattenseite des kulinarischen Glücks

Auch dieser evolutionär sinnvolle Mechanismus aus der Urzeit menschlicher Entwicklung führt in unserem modernen Lebensumfeld leider zur Fehlernährung. Denn das Glücksgefühl, das eintritt, wann immer wir Kekse oder Pommes essen, ist stark genug, um negative Gefühle zu betäuben. Und weil Hochkalorisches zu jeder Tageszeit und an jedem Ort verfügbar ist, wird Essen für immer mehr Menschen zum Rettungsanker gegen Stress und unangenehme Emotionen. Auch wenn die meisten wissen, dass der Wohlfühl-

»Fast jeder vierte Deutsche gibt in einer Umfrage an, öfter mal aus Stress und Frust zu essen. 20 % greifen täglich zu Knabbereien und Süßigkeiten.«

QUELLE: »ISS WAS, DEUTSCHLAND.« TK-ERNÄHRUNGSSTUDIE (2017)

effekt nur sehr kurze Zeit anhält, danach oft das schlechte Gewissen kommt und viele sich dann schlechter fühlen als vor dem Snacken.

Die Anlässe für Lustessen sind zahlreich

Das große Problem: Die meisten Menschen haben im Alltag viele Situationen auszustehen, in denen sie sich schlecht fühlen – und damit jede Menge Anlässe, negative Emotionen mit Hochkalorischem buchstäblich wegzuessen. Beispielsweise sind die meisten von uns eingebunden in einen hektischen Alltag, vor allem Frauen leiden oft unter einer Doppelbelastung aus Job und Familie. Zugleich hat sich die historische Struktur des Familienclans weitgehend aufgelöst: Diese Vereinzelung führt bei vielen zu einer tief empfundenen Einsamkeit. Dazu bilden Kriege und Krisen wie die Corona-Pandemie ein Hintergrundrauschen aus Angst und Niedergeschlagenheit. Wie stark all dies das Leben vieler Menschen bestimmt, belegen die Zahlen: So hat sich etwa das Arbeitsunfähigkeitsvolumen aufgrund psychischer Erkrankungen in den vergangenen 20 Jahren mehr als verdreifacht. Sicher: Früher hatten es die Menschen mindestens ebenso schwer. Allerdings ist das Nahrungsangebot heute so groß und Essen so billig zu bekommen wie nie zuvor – da ist es nur zu verständlich, wenn viele die Möglichkeit nutzen, ihre negativen Gefühle mit Hochkalorischem als Trostpflaster kurzzeitig herunterzuregulieren.

Auch bei positiven Gefühlen essen wir oft mehr

Energiereiche Lebensmittel sind jedoch nicht nur als Helfer gegen negative Emotionen begehrenswert für uns. Sie können zudem auch bereits ausgelöste Glücksgefühle verstärken. Dies erklärt, warum wir

Essen oft als Belohnung nutzen: Wir gönnen uns einen Restaurantbesuch, wenn wir einen neuen Job bekommen oder ein wichtiges Projekt erfolgreich beendet haben. Wir genießen einen Keks als Lohn für den erledigten samstäglichen Hausputz. Und feiern den Überraschungssieg beim Altherren-Fußballturnier mit einem spontanen Grillfest beim Trainer. Leider sorgt auch diese positive Form von Lustessen für jede Menge Extrakalorien und damit langfristig für überflüssige Pfunde und ernährungsbedingte Beschwerden.

Hedonistischer Hunger ist anerzogen

Die meisten von uns geben hedonistischem Hunger wie ferngesteuert nach. Der Grund, warum so viele Menschen ohne jedes Nachdenken gegen Stress und negative Gefühle anessen oder positive Emotionen mit Energiereichem verstärken, liegt in einer ungünstigen Ernährungsprägung. Denn oft wird die stimmungsaufhellende Wirkmacht von Essen genutzt, um den Alltag mit Kindern für alle zu erleichtern. Da wird das Kleinkind im Zug mit einer Brezel ruhiggestellt, weil seine quengelnden Laute für genervte Blicke bei den Mitfahrenden sorgen und der Vater sich genötigt fühlt, etwas zu unternehmen. Die Dreijährige, die sich auf dem Spielplatz das Knie aufgeschlagen hat, erhält von der Patentante zum Trost ein Eis. Und das Vorschulkind wird von der Mutter mit der Aussicht auf ein paar Fruchtgummis dazu animiert, endlich sein Zimmer aufzuräumen. Als Vater kann ich all das durchaus nachvollziehen. Als Ernährungsmediziner aber weiß ich: Solch eine Prägung ist ein Desaster.

Kindliches Lustessen wird zur Verhaltenssucht

Jedes Mal, wenn Eltern versuchen, negative Emotionen ihrer Kinder mit einem Snack zu mindern oder sie mit Essen zu einer Handlung zu motivieren, aktivieren sie die Verbindungsachse zwischen Gefühlen und Nahrung. Und weil das Gehirn von Kindern extrem formbar ist, wird diese Verbindungsachse über die Jahre mit jedem neuen Lustessen extrem stabil. Sie bildet dann die Basis für ungünstige Ernährungsgewohnheiten – und diese Gewohnheiten wiederum werden nicht selten zu einer echten Verhaltenssucht.

Trostfuttern ist für viele alternativlos

Wer von klein auf lernt, negative Gefühle über Nahrung herunterzuregulieren, kann in der Folge als Erwachsener oft gar nicht mehr anders, als Stress, Trauer, Ärger und Niedergeschlagenheit mit Essen kurzfristig zu betäuben – ähnlich wie ein Alkoholiker für den gleichen Zweck Schnaps und Bier nutzt. Menschen essen dann ganz selbstverständlich einen Schokoriegel, wenn der Chef nervt. Killen eine Tüte Fruchtgummi, wenn die Alltagshektik sie überfordert. Und trösten sich bei Liebeskummer mit einem riesigen Eis – kein amerikanischer Liebesfilm, der ohne die entsprechende Szene auskommt. Die Auswirkungen solcher Aktionen, die Zwangshandlungen ähneln, sind dramatisch. Denn das Frustessen sorgt für eine extreme Überernährung: Menschen nehmen hierzulande inzwischen sehr viel mehr als die empfohlenen maximal drei Mahlzeiten am Tag zu sich. Und weil der Essanlass oft eben nicht echter Hunger ist, greifen sie dabei ungünstig häufig zu energiereichen Lebensmitteln mit vielen Kohlenhydraten und viel ungesundem Fett. Der Alltagsstress in modernen Gesellschaften verstärkt jedoch nicht nur das Frustessen, sondern hat auch eine ganz praktische negative Auswirkung: Den meisten fehlt dadurch Zeit, um sich wenigstens eine ausgewogene Mahlzeit am Tag zuzubereiten. Denn wer keine oder nur wenige unverplante Stunden hat, findet kaum die Muße, um nach Rezepten zu suchen, einzukaufen und sich anschließend entspannt an den Herd zu stellen.

Hektik und Stress haben zudem direkte Effekte auf den Körper, die langfristig eine gesunde Ernährung und eine gesunde Stoffwechsellage erschweren. Grundsätzlich sind solche körperlichen Stressreaktionen sehr sinnvoll: Sie sorgen etwa dafür, dass wir mit allen Sinnen hochkonzentriert präsent sind, um beispielsweise im Autoverkehr schnell einem Radfahrer ausweichen zu können. Wird Stress allerdings zum ständigen Begleiter im Alltag, was bei Millionen Deutschen der Fall ist, nimmt der Kör-

Stress und Kochverhalten – die Misere in Zahlen

- Knapp zwei von drei Deutschen fühlen sich mindestens »manchmal gestresst«, gut jeder Vierte fühlt sich »häufig gestresst«.
- 30 % der Deutschen geben an, nur zwei- bis dreimal pro Woche selbst zu kochen. 7 % kochen lediglich einmal pro Woche, 8 % kochen nie.
- Der Konsum von Fertigprodukten steigt seit Jahren kontinuierlich an. 2021 wurden allein 388 215 Tonnen TK-Pizza verkauft, seit 2010 stieg der Absatz damit um knapp 40 %.

Quellen: »Entspann dich, Deutschland!« TK-Stressstudie (2021); BMEL-Ernährungsreport (2021); Statista

per Schaden. Vor allem die Hormone geraten dann aus dem Gleichgewicht. Unter anderem fällt der Spiegel am Stresshormon Cortisol nachts nicht wie normal ab. In der Folge schlafen wir schlechter. Und die miese Schlafqualität hat mehrere ungünstige Folgen:

- **Der Zuckerstoffwechsel wird negativ beeinflusst:** Das wiederum bremst den Fettstoffwechsel aus und Fett wird leichter gespeichert, was die Neigung zu Übergewicht erhöht.
- **Muskuläre Stoffwechselprozesse werden gestört:** Der Körper kann Energie weniger gut verbrennen, was das Abnehmen beziehungsweise Nicht-Zunehmen erschwert.
- **Der hedonistische Hunger nimmt zu:** Schlechte Schläfer haben häufiger Appetit. Sie essen dann über den Tag hinweg mehr – und zwar mehr vom Ungünstigen.

Der Hunger-Satt-Kreislauf gerät aus dem Takt

Als wäre all das nicht genug, bringen Stress und Frustessen darüber hinaus auch noch jene Hormone aus dem Gleichgewicht, die einerseits unseren Appetit anregen (Ghrelin) und andererseits ein Sättigungsgefühl auslösen (Leptin). Dauersnacker leiden dadurch häufig an einer Leptinresistenz: Das Gehirn reagiert dann nicht mehr gut auf den Botenstoff und braucht immer größere Mengen davon, ehe es Sättigungssignale sendet. Betroffene müssen deshalb bei jeder

Mahlzeit mehr essen als ihnen guttäte, um sich überhaupt satt zu fühlen. Und zwar selbst dann, wenn sie eigentlich entspannt sind und keine negativen Emotionen herunterregulieren müssen.

Was sich grundsätzlich ändern müsste

Um diesen Teufelskreis zu stoppen, müsste sich der Alltagsstress für alle verringern. Beispielsweise dürften nicht mehr jene als Vorbilder gefeiert werden, die Dutzende Überstunden im Monat abreißen. Sondern jene, die gut für sich sorgen. Ich baue hier auf die Generation Z: Die jungen Menschen wissen – anders als viele Vertreter älterer Generationen – um den Schaden, den Stress anrichtet. Und achten in der Mehrzahl besser auf eine Work-Life-Balance. Außerdem sollte man sich genervte Blicke oder blöde Sprüche verkneifen, wenn etwa Kinder in der Öffentlichkeit quengeln – damit Eltern die nötige Ruhe haben, um den Nachwuchs anders zu beruhigen als mit (meist ungesundem) Essen.

Was Sie selbst gegen die Misere tun können

Bis sich solche gesamtgesellschaftlichen Änderungen durchgesetzt haben, wird es allerdings zu spät sein für jene, die bereits auf Frustessen geprägt wurden und sich an einen stressigen Alltag gewöhnt haben. Für sie gilt es, sich dem hedonistischem Hunger so oft wie möglich zu widersetzen – und den Alltagsstress individuell zu verringern. Beides bildet eine Grundvoraussetzung, um die eigene Ernährung auf artgerecht drehen zu können. Ein solches Vorhaben ist eine Lebensaufgabe, wie ich aus eigener Erfahrung nur zu gut weiß. Doch allein, indem Sie sich diese Tatsache bewusst machen und sie anerkennen, haben Sie den ersten Schritt schon getan. Die folgenden Strategien helfen Ihnen auf dem weiteren Weg.

Anlässe für Lustessen identifizieren

Überlegen Sie, wann Sie im Alltag typischerweise essen, obwohl Sie gar keinen echten Hunger haben – und welches Gefühl dahintersteckt. Notieren Sie diese Situationen auf einem Zettel. Etwa:

- »Wenn ich mich ärgere, greife ich oft zu Schokolade.«
- »Wenn ich traurig bin, hole ich mir regelmäßig ein Eis aus dem Tiefkühlfach oder auch zwei.«
- »Wenn ich Stress bei der Arbeit habe, laufe ich wie ferngesteuert zum Kühlschrank oder zur Schublade mit den Süßigkeiten und schnappe mir etwas zu essen, meist etwas mit vielen Kalorien.«

Alternativhandlungen überlegen

Haben Sie Ihren Katalog an emotionalen Essanlässen zusammen, überlegen Sie sich, wie Sie die ungünstigen Routinen in Richtung artgerecht verändern können. Die Gewohnheiten ganz aufzugeben, wäre der zweite Schritt. Ein Beispiel für Veränderung: Planen Sie, sich zukünftig Rohkost und Nüsse fürs Büro einzupacken. Um wenigstens gesund snacken zu können, wenn Sie bei der Arbeit das nächste Mal in Stress geraten. Oder Sie nehmen sich vor, jedes Mal, wenn Sie zum Kühlschrank tigern, bewusst eine Minute innezuhalten, ihren Atem zu beobachten und dann zu prüfen, ob Sie wirklichen Hunger spüren oder gerade zum Sklaven Ihrer Impulse werden. Jede alternative Handlung hilft Ihnen, dem hedonistischen Hunger seltener nachzugeben. Das Gute: Langfristig wird sich dadurch der Drang zu emotionalem Essen insgesamt abschwächen. Gewöhnen Sie sich zudem an, das Zubereiten gesunder Mahlzeiten als Termin im Kalender zu notieren – so, wie wir es mit wichtigen Aufgaben tun. Das schafft eine gewisse Verbindlichkeit und hilft, Kochen als Ritual zu etablieren. Bei vielen ist meiner Erfahrung nach der Samstagvormittag eine gute Zeit, um sich mal länger und mit Muße an den Herd zu stellen. Aber egal, wann Sie es tun: Kochen Sie stets die doppelte oder sogar dreifache Menge! Denn viele gesunde Gerichte lassen sich einfrieren: So haben Sie immer etwas Gutes parat, wenn es unter der Woche abends schnell gehen muss. Alternativ können Sie die Reste auch mit ins Büro nehmen.

Eine Anekdote

Männliche Patienten erzählen mir oft, es würde ihnen schwerfallen, sich mit Ernährung und Kochen zu befassen. Meine Beobachtung – auch wenn sie schwer nach Klischee klingt: Sobald Technik ins Spiel kommt, gelingt es den meisten leichter. Vielen hilft der Kauf moderner Multifunktionsküchenmaschinen, die sich mit dem Internet verbinden und zum Beispiel Einkaufslisten via App aufs Smartphone senden. Auch das Protokollieren von Ernährungsgewohnheiten macht vielen digital mehr Spaß, etwa über meine App.

Alternative Genuss-Strategien aufbauen

Suchen Sie nach Glücksgaranten, mit denen Sie negative Gefühle ebenso gut herunterregulieren können wie mit Essen. Dabei hilft ein Blick zurück in die Kindheit und Jugend: Was hat Ihnen früher Freude bereitet? Tanzen? Theater spielen? Ein Tag im Freibad? Eine Sprache lernen? Häkeln – oder Modellautos zusammensetzen? Was immer Sie finden: Leiten Sie davon ausgehend kleine Genuss-Strategien ab, um so hedonistischem Hunger und Stress zu begegnen. Haben Sie als Kind gern gesungen, könnten Sie ein Lieblingslied anstellen, sobald Sie Wut, Ärger oder Traurigkeit empfinden. Hatten Sie als Kind ein Haustier, macht es Ihnen vielleicht Freude, ein Katzenvideo zu schauen. Haben Sie gern gemalt, könnten Sie ein paar Minuten zeichnen oder ein Mandala ausmalen, um dem Impuls, etwas zu essen, zu widerstehen. Versuchen Sie langfristig, die kleinen alternativen Glücksgaranten im Großen zu ritualisieren. Etwa, indem Sie sich einem Chor anschließen, einen Zeichenkurs belegen oder sich vielleicht wieder ein Haustier anschaffen. Je häufiger Sie etwas tun, das Ihnen Freude bereitet und nicht mit Essen verknüpft ist, desto seltener müssen Sie hedonistischem Hunger widerstehen.

Mehr Sport treiben

Bewegung verschafft uns zumindest ansatzweise ein ähnliches Wohlgefühl wie Essen: Auch während des Sports und danach schüttet unser Körper Dopamin aus – je häufiger wir trainieren, desto mehr.

Dazu senkt Sport den Cortisolspiegel, sodass wir seltener das Bedürfnis haben, gegen das Gefühl einer Überlastung anessen zu müssen. Und schließlich hilft Sport, den Satt-Hunger-Regelkreis zu normalisieren: Studien zufolge genügen bereits 30 Minuten Spazierengehen am Tag, um eine Leptinresistenz zu mildern.

Wieder wichtig: Suchen Sie sich einen Sport, der Ihnen wirklich Spaß macht. Wenn Sie nur deshalb mit dem Joggen beginnen, weil es so viele andere tun, werden Sie das Training schnell abbrechen. Werfen Sie besser wieder einen Blick zurück: Wie haben Sie sich früher gern bewegt? Als Teil einer Mannschaft oder lieber allein? Haben Sie im Wasser gesportelt oder auf dem Bolzplatz? Eine solche Spurensuche hilft, die individuell passende Sportart zu finden.

Wie notorische Couchpotatoes aktiver werden

Auch Menschen, die seit ihrer Kindheit Bewegungsmuffel sind und vielleicht lieber vor dem Fernseher sitzen als ins Fitnessstudio zu gehen, können es schaffen, Sport in ihren Alltag zu integrieren. Die einzige Voraussetzung: Seien Sie offen für Neues – und probieren Sie ein paar Dinge aus. Hilfreich nach meiner Erfahrung mit Patienten: Versuchen Sie, sich in der Gemeinschaft mit anderen zu bewegen. Etwa, indem Sie sich mit einem Freund oder einer Freundin zu einer Radtour durch die Natur verabreden. Oder einen Schnupperkurs für eine Sportart belegen, auf die sie beide aus dem Bauch heraus Lust haben. Und: Es ist durchaus auch erlaubt, sich für die ersten Trainingseinheiten zu belohnen – etwa mit einem Restaurantbesuch.

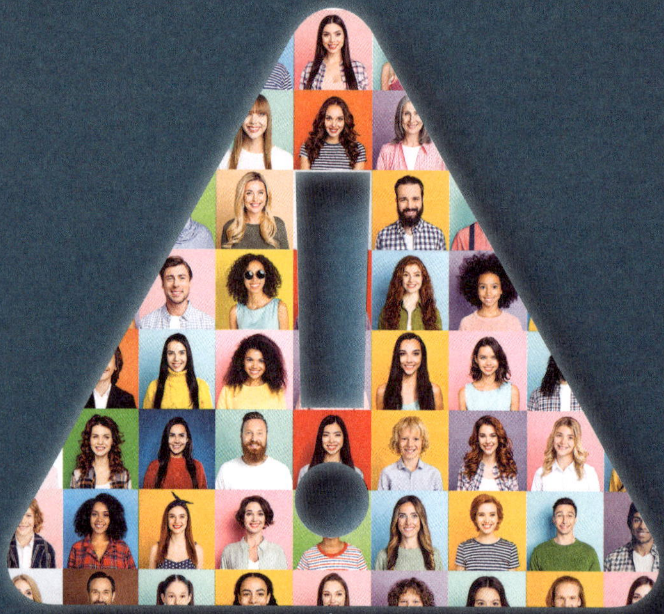

8

Scharlatanerie statt echtem Wissen

Von Desinformation und Konsumentenverwirrung

Wir alle müssen essen. So weit, so schlecht – zumindest in einer Hinsicht: Weil sich jeder von uns mehr oder weniger intensiv mit Nahrung beschäftigt, haben sehr viele Menschen auch eine Meinung dazu. Dank der neuen Medien tun immer mehr davon ihre Ansichten auch kund – und zwar selbst dann, wenn sie keinerlei Qualifikation haben, die sie zu »Expertenkommentaren« berechtigt. So blasen etwa Menschen, die mit teils abstrusen oder extremen Methoden abgenommen haben, ihre persönliche Erfolgsgeschichte zum »ganzheitlichen Ernährungskonzept« auf. Und versuchen, als Autor oder Influencer ihre Story gewinnbringend zu verkaufen.

Auch Ärzte machen Kasse mit Pseudowissen

Besonders erschreckend finde ich folgende Entwicklung: Selbst immer mehr Mediziner und Medizinerinnen mit komplett fachfremder Spezialisierung, wie etwa Orthopäden, scheuen nicht davor zurück, sich als Ernährungsexperten auszugeben und mit teils hanebüchenen Ratgebern Kasse zu machen. Viele nutzen ihre Ausbildung, um sich einen Anstrich von Seriosität zu geben und ihr Konzept zur »Dr. XY-Methode« hochzustilisieren. Oder sie bemühen Begriffe wie »Orthomolekularmedizin«, die Expertise simulieren sollen – in Wahrheit aber nur dazu dienen, mit hoch- oder niedrigdosierten Vitamin- und Mineralstoffpräparaten Geld zu scheffeln.

Was das Wirken all dieser Pseudoexperten eint: Es basiert nie auf einer kompetenten Gesamtschau der ernährungswissenschaftlichen und -medizinischen Forschung. Manche Scharlatane mögen zwar Quellen zitieren, doch natürlich suchen sie sich nur jene Studien aus, die zu ihren Vorstellungen von gesunder Ernährung passen. Und nicht selten beruhen diese zitierten Untersuchungen – ketzerisch gesprochen – auf Versuchen mit drei texanischen Mäusen.

Fake News verwirren die Konsumenten

Die Folge dieser unwissenschaftlichen Geldmacherei ist eine Desinformation, die ihresgleichen sucht und die ich für einen der größten Feinde wirklich gesunder, artgerechter Ernährung halte. Denn: Die tausend ernährungsspezifischen Fake News, die Bücher ebenso füllen wie Storys in den sozialen Medien, lenken von den wirklich wirksamen Maßnahmen ab. Und führen so zu einer enormen Konsumentenverwirrung: Kaum jemand findet sich im Dschungel der Fehlinformationen noch zurecht. Die Unsicherheit darüber, was denn nun wirklich gesund ist, frustriert und demotiviert auf lange Sicht jeden, der sich besser ernähren möchte – und hält Menschen damit davon ab, dauerhaft artgerecht zu essen.

Erinnern Sie sich an meine Patientin Claudia: Ihr schwirrte der Kopf vor lauter vermeintlich heilsbringenden Erfolgsrezepten, die sie sich über die Jahre hinweg in bester Absicht angelesen hatte. In der Folge wechselte sie wild von einer Ernährungsform zur nächsten. Doch so sehr sie sich auch mühte – langfristig blieben die überzähligen Pfunde nicht nur, sie mehrten sich.

Scharlatane haben leichtes Spiel

Es macht mich immer wieder wahnsinnig, wie problemlos Ernährungs-Gurus ihre Konzepte vermarkten können, obwohl diese im besten Fall keine (langfristige) Wirkung haben und im schlimmsten Fall der Gesundheit sogar schaden. Etwa, indem sie eine Ernährungsweise propagieren, die in die Unterversorgung führt.

Der Grund dafür ist einfach: Es fehlt den meisten Menschen an einer grundlegenden Ernährungsbildung. Denn diese spielt keine ausreichend große Rolle – weder in der Schule noch in den meisten Elternhäusern. Kaum jemand lernt von frühen Jahren an, was genau gesund ist und was nicht, sodass wir zu ernährungswissenschaftlichen Analphabeten heranwachsen. In der Folge können Nachrichten über immer neue »Turbo-Diäten«, die Promi XY zur »Traumfigur verholfen« haben, durch die Medien geistern, ohne dass wir uns beim Lesen totlachen. Ebenso News über »Wunder bewirkende

Detox-Kuren«, die »den Körper entgiften, entschlacken und gegen Übersäuerung wirken«. Wann immer mir so etwas begegnet – und das ist leider immer öfter der Fall –, packt mich die Wut. Denn diese Bauernfängerei wäre so leicht zu enttarnen, wenn wir alle nur minimal Bescheid wüssten über die Vorgänge in unserem Körper und die Inhaltsstoffe unserer Nahrung. Beispiel »Detox«: Solche Kuren braucht kein Mensch. Denn »Entschlacken« ist eine reine Erfindung, so etwas gibt es nicht. »Entgiften« wiederum kann unseren Körper kein Lebensmittel der Welt. Dafür haben wir aber glücklicherweise die Leber und die Nieren, die sich für eine wirklich artgerechte Ernährung mit zuverlässiger Arbeit bedanken: Sie filtern so viele Giftstoffe wie möglich, die wir etwa über ungesunde Lebensmittel wie Fertigprodukte und Alkoholika zu uns nehmen, aus der Blutbahn. Doch es gibt Giftstoffe, die unsere Organe nicht schaffen, weil wir die Substanzen schlecht ausscheiden, etwa Schwermetalle wie Arsen in Reis oder Quecksilber in Thunfisch. Diese – und tausend andere Stoffe – können im Körper eine krebserregende oder organschädigende Wirkung entfalten. Detox-Mittel sind in diesem Zu-

Eine Anekdote

Vor einem Jahr kippte ein Patient den Inhalt einer großen Plastiktüte auf meinen Schreibtisch: Dutzende Pappschachteln, Tütchen und Fläschchen ergossen sich darauf – alles Nahrungsergänzungsmittel. Die Präparate hatte er sich wegen eines Bestsellers nach dem »Die Dr. XY-Methode«-Schema gekauft. Er fragte mich: »Was genau davon hilft gegen mein Rheuma?« »Nichts«, sagte ich – wie fast immer in solchen Fällen. Denn eine angepasste Ernährung mit natürlichen Lebensmitteln genügt meist völlig, um Beschwerden zu bessern oder gar zu heilen.

sammenhang aber natürlich auch absolut machtlos. Was zählt, ist eine kluge Lebensmittelauswahl, um solche Giftstoffe gar nicht erst aufzunehmen – oder zumindest so wenig wie möglich davon!

Ähnlich unsinnig wie Entschlacken und Entgiften ist die Idee vom »Übersäuern«. Was stimmt: Einige Nahrungsmittel wie Gemüse verstoffwechselt unser Körper basisch, andere dagegen, wie Fleisch und Brot, sauer. Letzteres befeuert Entzündungen – doch dem lässt sich nicht mit Tabletten und Kügelchen entgegenwirken, sondern nur mit einer artgerechten Ernährung. Eine akut gefährliche »Übersäuerung« des Körpers aber kann durch Lebensmittel allein nicht ausgelöst werden. Wenn ein Organismus übersäuert, geschieht dies etwa infolge eines Schocks oder eines Insulinmangels. Dann wären Sie jedoch ein Fall für die Notaufnahme: Eine solche sogenannte »Azidose« ist tatsächlich lebensgefährlich.

Fachgesellschaften verstärken das Chaos

Es gibt in Deutschland viele Fachgesellschaften, in denen wirkliche Experten sitzen, die für Aufklärung sorgen könnten. Doch in der Realität verstärken sie die ernährungsspezifische Unsicherheit mitunter sogar noch. Allerdings nicht aufgrund falscher oder unterkomplexer Darstellungen, wie es die Scharlatane tun. Sondern weil sie umgekehrt oft viel zu sehr in die fachlichen Tiefen ernährungswissenschaftlicher Diskussionen abtauchen. Auf diese Weise verhindern auch echte Fachleute, dass grundlegende Erkenntnisse zur gesunden Ernährung bei den Menschen verständlich ankommen.

Ein Beispiel: das Intervallfasten

Es gibt Dutzende Studien, die belegen: Intermittierendes Fasten, also beispielsweise die Verlängerung der nächtlichen Esspause auf 14, besser 16 Stunden, hat nachgewiesenermaßen positive Effekte auf die Gesundheit. Denn in Zeiten ohne Nahrung baut unser Körper beispielsweise beschädigte oder falsch gefaltete Eiweiße ab, um daraus Energie zu gewinnen. Dieses körpereigene Recyclingsystem, die sogenannte Autophagie, hilft gegen Zellstress – und damit gegen chronische Entzündungsprozesse, die viele Zivilisationskrankheiten hervorrufen und bereits bestehende Beschwerdebilder verschlimmern. Darüber hinaus können sich Bauchspeicheldrüse und Leber während der Esspause ausruhen: So bleibt der Insulinspiegel stabil, die Fetteinlagerung wird gebremst – beides wirkt ebenfalls den Ursachen von Zivilisationskrankheiten entgegen. Überdies gibt es Hinweise, dass eine gut funktionierende Autophagie die Funktionsfähigkeit des Körpers insgesamt verbessert und Alterungsprozesse verlangsamt. Deshalb rate ich jedem, so oft wie möglich längere Zeiten ohne Nahrungszufuhr in den Alltag einzubauen.

Soweit die – hoffentlich leicht verständliche – Zusammenfassung der Forschung zum Thema Intervallfasten. Was aber erklärt etwa die Deutsche Gesellschaft für Ernährung? Dass Intervallfasten auf Dauer zu einem Proteinmangel und in der Folge zum Muskelabbau führen könnte – und damit möglicherweise ungünstig sei. Schon richtig: Unsere Muskeln brauchen Eiweiß, um zu funktionieren. Doch wer bei zwei Mahlzeiten für eine ausreichende Proteinzufuhr sorgt, wird keine Probleme bekommen. Wie sonst hätten unsere Ahnen überlebt, die nicht immer dreimal am Tag essen konnten? Sehr viel hilfreicher in Sachen Muskelmasse wäre, wenn Fachgesellschaften wie die DGE das unzureichende Aktivitätslevel und eine eventuell nicht ausreichende Eiweißversorgung monieren würden – denn das sind die deutlich wichtigeren Ursachen dafür, warum so viele Menschen zu wenig Muskelmasse haben. Und damit ein höheres Risiko für so ziemlich alle Zivilisationsleiden von Adipositas bis zur Zuckerkrankheit. Auch sollte man erklären, dass Einzelmaßnahmen wie Intervallfasten allein nicht ausreichen. Denn zum einen spricht nicht jeder auf das Intervallfasten an. Zum anderen bringt eine verlängerte Esspause nichts, wenn Menschen in den Essphasen dann beispielsweise ungehemmt Junk Food konsumieren und damit weiter zu viele Kalorien und einen schlechten Nährstoff-Mix aufnehmen. Es muss daher also stets im Einzelfall entschieden werden, welche Ernährungsintervention zu wem passt.

Im Fokus stehen Nebenwirkungen statt Nutzen

Die Konzentration auf vermeintliche »Nebenwirkungen« grundsätzlich günstiger Interventionen aber bringt diese unnötig in Verruf. Denn bei Verbrauchern stößt Negatives leider buchstäblich auf offene Ohren: Unser Gehirn ist evolutionär bedingt darauf gepolt, mögliche Gefahren höher zu bewerten als positive Effekte. Entsprechend merken wir uns potenzielle Nachteile ernährungsmedizinischer Maßnahmen leichter als deren positive Effekte. Was es also bräuchte, wären wiederholte Erklärungen zur Frage, was unserem

Körper wie genau hilft. Fachgesellschaften sollten Wissen vorsortieren und abschätzen, was wirklich wichtig ist, um die Ernährungsmisere zu bekämpfen. Diese Maßnahmen müssten sie anschließend in spezifischen Leitlinien so aufbereiten, dass alle die grundlegenden Zusammenhänge verstehen. Im Fall von Intervallfasten wäre die achtsame Meldung: Intervallfasten hilft, eine gesündere Mahlzeitenstruktur einzuhalten, und wirkt – zusammen mit einer ausreichenden Eiweißzufuhr – gesundheitsschädlichem Snacking entgegen.

Immerhin: Die Situation bessert sich

Viele Fachgesellschaften passen – nach Jahrzehnten – glücklicherweise ihre Leitlinien an den aktuellen Stand der ernährungsmedizinischen Forschung an. Wie zum Beispiel die Deutsche Diabetes

»80 % der Deutschen geben an, mindestens einmal täglich zu snacken, und 53 % erklären, viele kleine Mahlzeiten über den Tag verteilt zu essen.«

QUELLE: 3. »STATE OF SNACKING«-STUDIE (2022)

Gesellschaft (DDG). Sie folgte lange der Vorstellung, dass Zuckerkranke alles essen könnten – und nur die Insulindosierung darauf anpassen sollten. Das Ziel einer Heilung war nie in den Leitlinien erwähnt. Jetzt erlaubt die DDG für Diabetiker endlich einen stark kohlenhydratreduzierten Speiseplan. Trotzdem versäumt es selbst diese Fachgesellschaft weiterhin, klare Botschaften zu übermitteln. So geht sie etwa so weit, zu erklären, es sei egal, ob sich ein Diabetiker nach dem Low-Fat- oder Low-Carb-Modell ernähre. So etwas verunsichert Menschen unnötig! Zwar zeigen Studien für das Ziel Gewichtsabnahme tatsächlich einen Gleichstand bei den Konzepten. Diabetes aber bedeutet: Der Kohlenhydratstoffwechsel ist chronisch gestört. Und dann wäre es natürlich – nachgewiesenermaßen! – besser, wenn sich Patienten kohlenhydratarm (low carb) ernährten, mit wenigen komplexen Kohlenhydraten aus Gemüse und Körnern.

Was gegen den Wissensmangel helfen würden

Es bräuchte mehrere Maßnahmen, um hierzulande das Wissen darüber zu mehren, was Lebensmittel beinhalten und wie sie sich auf unseren Körper auswirken. Langfristig am wichtigsten: Ernährung (inklusive Kochen) muss verpflichtendes Schulfach werden – von der Grundschule bis zur Klasse 10. Das klingt utopisch. Aber: Nur eine grundlegende, praxisorientierte Ernährungsbildung erlaubt es Menschen, ihre Ernährung ein Leben lang mühelos gesund zu gestalten. Und souverän all jenen (Lebensmittel-)Herstellern aus dem Weg zu gehen, die mit falschen Versprechungen und schädlichen Produkten Kasse machen wollen. Da die Basis für individuelle Ernährungsgewohnheiten bereits in der Kindheit und Jugend gelegt wird, ist es so entscheidend, die entsprechenden Kenntnisse und Fähigkeiten schon in Kindergarten und Schule zu vermitteln.

Immer mehr Experten mischen sich ein

Viele Menschen haben die Bedeutung der Schulen für ein artgerechtes Leben verstanden. Beispielsweise erklärte der Kieler Philosoph Ludger Heidbrink auf einer Tagung des Deutschen Ethikrats, die Frage nach gesunder Ernährung müsse im Bildungsbereich stärker berücksichtigt werden. Daneben fordern etwa die Spitzenverbände des deutschen Gesundheitswesens sowie der Deutsche Ärztetag regelmäßig, Ernährungs- und Gesundheitskompetenz noch stärker in die schulischen Lehrpläne aufzunehmen und in die Ausbildung von Lehrern und Erziehern zu integrieren.

Auch Laien fordern bessere Ernährungsbildung

Überrascht und begeistert hat mich in diesem Zusammenhang etwa der Niedersächsische LandFrauenverband: 2020 forderte er in einer Petition, »Ernährungs- und Verbraucherbildung« als Schulfach in den Bildungseinrichtungen des Bundeslandes zu verankern. Klar, denn Landfrauen wissen, wie lecker natürliche Lebensmittel schmecken und wie gut sie uns tun. Sie erfahren in ihrer Arbeit aber auch, dass immer weniger Menschen in der Lage sind, diese Lebensmittel zu verarbeiten – allen prominenten Koch- und Backshows zum Trotz. Mehr als 15 000 Menschen unterschrieben die Petition. Doch der Petitionsausschuss lehnte das Anliegen der Landfrauen ab, der Kultusminister schwieg – diesmal. Auf eine ähnliche Anfrage zwei Jahre zuvor hatte das niedersächsische Kultusministerium verlauten lassen, nicht jede gesellschaftliche Fehlentwicklung ließe sich in der Schule und durch neue Schulfächer auffangen. Und: In Fragen der Ernährung seien die Erziehungsberechtigten in der Pflicht.

Ernährungsbildung als Aufgabe der Eltern allein? Das klingt nur auf den ersten Blick schlüssig. Denn die Zahlen belegen: Aktuell ernähren sich die meisten Eltern selbst weder artgerecht noch wissen sie genug darüber, was gesunde Ernährung bedeutet. Erwachsene sind heutzutage also eher ein Beleg für die Misere, nicht der Ausweg – so bitter das ist. Hinzu kommt: Kinder und Jugendliche verbringen viel Zeit in der Schule und essen dort auch häufig zu Mittag. Die Schule ist also genau der Ort, an der Ernährungsbildung heute primär stattfindet und stärker gelenkt stattfinden sollte.

Die Chancen wären riesig

An Ganztagseinrichtungen könnte zum Beispiel gesunde Ernährung nicht nur über Inhalte im Unterricht und über Arbeitsgemeinschaften vermittelt werden, sondern auch über eine gesunde Verpflegung. Zentral aber ist und bleibt in diesem Zusammenhang ein eigenes Unterrichtsfach »Ernährung«. Sinnvoll wäre sogar eine Fächerkombination, die Biologie, Lebensmittelkunde und Kochen vereint – idealerweise mit einem Schulgemüsegarten im Hintergrund. Gelehrt werden müssten die Inhalte dabei nicht von Biologielehrern, sondern von Ökotrophologen und Ökotrophologinnen – jenen Experten also, die mehr wissen als das, was gesunde Lebensmittel chemisch ausmacht.

Praktisches Wissen muss die Theorie ergänzen

Denn für eine artgerechte Ernährung ist es unerlässlich, dass Schüler nicht nur erfahren, warum genau Möhren und Kichererbsen so gesund sind. Sie müssen dieses Wissen auch selbst anwenden und zum Beispiel unter Anleitung ein Gemüse-Curry kochen. »So etwas würden die meisten Kinder nie essen«, halten mir Skeptiker oft entgegen. Dass das Gegenteil stimmt, zeigt ein Blick nach Indien, wo Curry häufig schon zum Frühstück auf den Tisch kommt. Es ist einfach nur nötig, Kinder an den Geschmack natürlicher Lebensmittel zu gewöhnen. Mit Gerichten, die Kinder in der Schule selbst zubereiten, klappt das prima – denn das wollen auch die Mäkeligsten probieren!

Ein weiterer Vorteil von Ökotrophologen als Lehrer: Die Experten aus der Praxis könnten Jugendlichen den konkreten Nutzen gesunder Ernährung erklären. Etwa, wie sie gegen Pickel, Neurodermitis und zu wenige Muskeln

Eine Anekdote

Als Vater zweier Söhne habe ich die mangelhafte Ernährungsbildung in der Schule genau mitbekommen. Was die beiden aus dem Biounterricht erzählten, war hanebüchen, mir standen die Haare zu Berge! Zum einen propagierten die Lehrer veraltete Regeln, wie: Fünf Mahlzeiten am Tag sind gesund und Fett macht dick. Zum anderen fehlte jeder Hinweis darauf, wie wichtig eine pflanzenbasierte Ernährung für die Gesundheit ist. Stattdessen kam das falsche Loblied auf die ach so kalziumreiche und günstige Kuhmilch und den guten Eiweißlieferanten Fleisch. Kurz: Eine Stunde zum Abgewöhnen, die den jungen Leuten nichts zum Zusammenhang zwischen Ernährung und ihrem Körper vermittelte.

hilft. Wäre ich Kanzler, würde ich dann noch veranlassen, dass sich Marketingspezialisten einen coolen Namen für das neue Fach überlegen. Denn »gesunde Ernährung« klingt nach Verboten und dem Gegenteil von lecker. Aus der Kinderpsychologie wissen wir, dass als gesund angepriesene Lebensmittel von den Sprösslingen erst recht abgelehnt werden. Doch bei artgerechter Ernährung geht es nicht um Verbote oder geschmacklose Grünkernbratlinge – im Gegenteil!

Alle Bildungsgruppen wären erreichbar

Eine Ernährungsbildung in der Schule, wie ich sie mir vorstelle, hätte einen kaum zu überschätzenden Vorteil: Es ließen sich damit Kinder und Jugendliche aller sozialer Schichten und Bildungsgruppen ansprechen – und in Sachen Ernährungsprägung zumindest ein Stück weit positiv beeinflussen. Würde das Fach Ernährung von der Grundschule bis zur Mittelstufe unterrichtet, wäre genug Zeit, um wirklich alles Wichtige in den jungen Köpfen zu verankern. Und damit einen echten Grundstein dafür zu legen, dass diese Kinder eine artgerechte Ernährung später ohne Mühe, dafür mit jeder Menge Begeisterung selbst umsetzen können.

Ich höre schon den Einwand: »Ja, aber als Jugendliche rennen dann doch eh alle zu McDonald's!« Das stimmt – in der Pubertät übernimmt die Peergroup das Zepter, auch in Sachen Ernährung. Aber das wäre kein Problem. Denn nach der Pubertät findet das Individuum zu sich selbst zurück – und es beginnt eine Zeit, in der Vernünftiges wieder Platz hat. Aber nur diejenigen, die das Artgerechte zuvor einmal in ihrem Leben kennengelernt haben, können überhaupt dahin zurückkehren.

Der Föderalismus erschwert Veränderungen

Deutschland bildet aufgrund seiner föderalistischen Organisation einen bildungspolitischen Flickenteppich, in dem jedes Bundesland selbst entscheidet, was in den Schulen in welchem Umfang gelehrt wird. Und das ist in Sachen Ernährung nicht eben viel, wie eine Analyse zur Ernährungsbildung in allgemeinbildenden Schulen ergab. Inhalte zu Lebensmitteln, deren Wirkung auf den Körper sowie deren Verarbeitung sind zwar in verschiedenen Fächern mit unterschiedlichen Namen immer mal wieder Thema – von Sachkunde über Biologie bis zur Arbeitslehre. Doch eigene Fächer mit Ernährungsbezug gibt es nur in wenigen Bundesländern und meist handelt es sich dabei um Wahlpflichtfächer, die zudem nicht in allen Schulformen vorkommen.

All das ist schlimm. Denn inzwischen haben Studien gezeigt, dass Bemühungen um eine verstärkte Ernährungsbildung tatsächlich wirken. Demnach verbessert sich nicht nur der Ernährungszustand von Kindern und Jugendlichen, auch deren schulische Leistungen gehen bergauf. Als Ernährungsmediziner überrascht mich das nicht. Denn wenn wir unseren Körper mit allem versorgen, was er braucht, kann der Organismus ideal funktionieren und alles aus sich herausholen, zu dem er fähig ist. Und zu diesem Organismus gehört nun einmal auch unser Gehirn …

Was Sie selbst gegen die Misere tun können

Bis alle Schüler hierzulande eine umfassende Ernährungsbildung erhalten, wird es noch lange dauern. Und alle Älteren brauchen darauf nicht mehr zu hoffen. Mit ein wenig Eigenengagement aber kann sich jeder einiges an Wissen und Kompetenzen für einen artgerechten Alltag aneignen. Dieses Buch zu lesen, ist ein guter Anfang – auch meine anderen Bücher kann ich natürlich empfehlen. Dass ich hier Werbung für meine Ratgeber mache, mag unbescheiden wirken. Doch in Wahrheit ist es eine Werbung für die artgerechte Ernährung. Denn durch meine jahrzehntelange Arbeit als Ernährungsmediziner habe ich so viel Wissen angesammelt, dass ich diese Erkenntnisse weitergeben muss. Um damit gegen das allgemeine Unwissen anzugehen, das Millionen Menschen viele (gesunde) Lebensjahre kostet. Das ist meine Mission, die ich mit allem Herzblut verfolge.

Ernährungs-Scharlatane enttarnen

Wichtig bei Ernährungsbildung in Eigenregie: Versuchen Sie, nicht auf Gurus reinzufallen, die mit Pseudowissen Kasse machen wollen. Und davon gibt es einige. Von den Umsätzen, die der Buchhandel pro Jahr mit Ratgebern macht, entfallen knapp 30 Prozent auf Ratgeber aus dem Bereich Essen und Trinken. Zu diesen gehören natürlich auch meine Bücher – leider aber auch Hunderte Werke aus den Schreibstuben der Scharlatane. Die folgende Liste hilft, zu erkennen, wem Sie nicht trauen sollten:

Checkliste: Daran erkennen Sie Scharlatan-Konzepte

- **Expertise:** Die Urheber des Ernährungskonzepts verfügen nicht über eine fundierte ernährungswissenschaftliche oder -medizinische Ausbildung.
- **Fokus:** Das Konzept empfiehlt (industrielle) Produkte oder wenige spezielle Nährstoffe.
- **Basis:** Es ist kaum zu erkennen, auf welchen wissenschaftlichen Erkenntnissen die empfohlene Ernährung beruht – und/oder die (wenigen) Quellen wirken zweifelhaft.
- **Aufbau:** Das Konzept erscheint Ihnen auf den ersten Blick zu simpel oder zu komplex.
- **Buzzwords:** Es kommen Begriffe wie Wunder, Zauber, Turbo oder XY-Erfolgsmethode vor.
- **Verbote:** Das Konzept enthält Tabus – und Sie haben das Gefühl, die propagierte Diät nicht dauerhaft durchhalten zu können.
- **Personalisierung:** Die Urheber erhöhen sich selbst extrem und werben beispielsweise mit schnellen, wunderähnlichen Erfolgen.

Werke kluger Kollegen und Kolleginnen lesen

Zum Glück ist es nicht nur mir ein echtes Anliegen, die Ernährungsbildung zu verbessern! Hier die Namen einiger Kolleginnen und Kollegen, deren Arbeit ich uneingeschränkt unterstütze. Was immer Sie von ihnen lesen, ist gut! Denn es handelt sich um exzellent ausgebildete Experten, die zudem meist konkrete Tipps parat und bereits auch Bücher geschrieben haben:

- **Stephan C. Bischoff,** Professor und Leiter des Lehrstuhls am Institut für Ernährungsmedizin und Prävention der Universität Hohenheim
- **Thomas Ellrott,** Leiter des Instituts für Ernährungspsychologie an der Georg-August-Universität Göttingen
- **Hans Hauner,** Professor für Ernährungsmedizin an der Technischen Universität München
- **Jörn Klasen,** Arzt für Innere Medizin, Anthroposophische Medizin und Naturheilkunde in Hamburg – und einer meiner NDR-»Ernährungs-Docs«-Kollegen
- **Soyoung Q Park,** Professorin an der Charité-Universitätsmedizin Berlin und Leiterin der Abteilung Neurowissenschaft der Entscheidung und Ernährung am Deutschen Institut für Ernährungsforschung Potsdam-Rehbrücke

- **Andreas Pfeiffer,** Professor für Endokrinologie, Diabetes und Ernährungsmedizin an der Charité-Universitätsmedizin Berlin und Leiter der Abteilung für Klinische Ernährung am Deutschen Institut für Ernährungsforschung Potsdam-Rehbrücke

- **Silja Schäfer,** Ärztin für Allgemeinmedizin und Ernährungsmedizin mit Schwerpunktpraxis in Kiel, ebenfalls eine NDR-»Ernährungs-Docs«-Kollegin

- **Martin Smollich,** Professor und Leiter der Arbeitsgruppe Pharmakonutrition am Institut für Ernährungsmedizin des Uniklinikums Lübeck und Blogbetreiber (ernaehrungsmedizin.blog)

Die Regeln gesunder Ernährung anwenden

Das Gute: Mit artgerechter Ernährung Krankheiten vorzubeugen, sie zu bessern oder gar zu heilen, ist wirklich einfach. Ich empfehle Ihnen, die wenigen Regeln dazu (s. S. 37) auswendig zu lernen wie früher Vokabeln. Denn mit diesem Basiswissen allein sind Sie prima gerüstet für die meisten alltäglichen Herausforderungen. So werden Sie im Supermarkt beispielsweise nicht mehr darüber nachgrübeln müssen, wozu Sie greifen sollten – weil Sie die günstigen Lebensmittelgruppen im Kopf haben. Damit Ihnen der Start in einen artgerechten Ernährungsalltag leichtfällt, habe ich Ihnen auf den folgenden Seiten meine 26 persönlichen Lieblingsrezepte zusammengestellt. Viel Spaß beim Nachkochen – und dann guten Appetit!

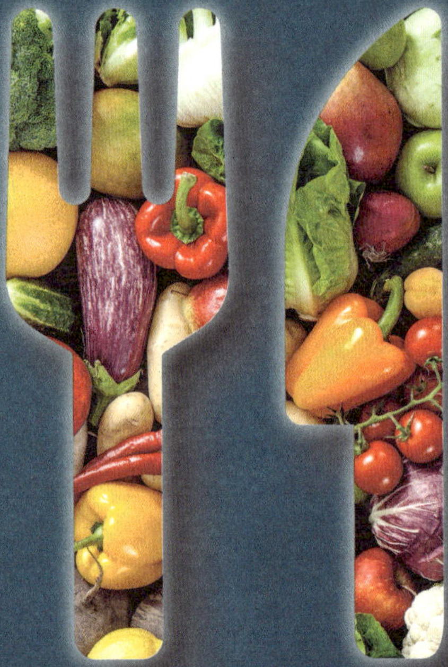

9

Rezepte für alle, die artgerecht essen möchten

Hafer-Porridge mit Kirschen

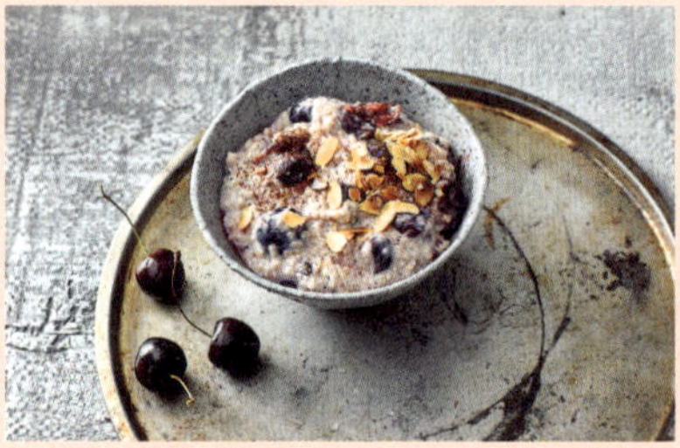

Für 2 Personen
10 Min. Zubereitung |
8 Std. (über Nacht)
Quellen
Nährwert pro Portion:
ca. 480 kcal | 17 g EW |
18 g F | 59 g KH

80 g zarte Haferflocken
300 ml Milch (1,5 % Fett)
160 g TK-Kirschen
3 EL Mandelblättchen
1 EL Kakaopulver

1. Am Vorabend die Haferflocken mit der Milch in einer Schüssel mischen und mindestens 8 Std., am besten über Nacht, im Kühlschrank quellen lassen. Die Kirschen in eine Schüssel geben und mehrere Std. im Kühlschrank auftauen lassen.
2. Am nächsten Tag die Mandelblättchen in einer beschichteten Pfanne ohne Fett hell rösten, herausnehmen und abkühlen lassen.
3. Währenddessen den Hafer-Milch-Mix in einem kleinen Topf mit dem Kakao mischen und unter Rühren erhitzen. Die Kirschen dazugeben und vorsichtig untermischen.
4. Zum Servieren das Hafer-Porridge auf Schalen verteilen und mit den Mandelblättchen bestreuen.

Knuspermüsli mit Kokosraspeln

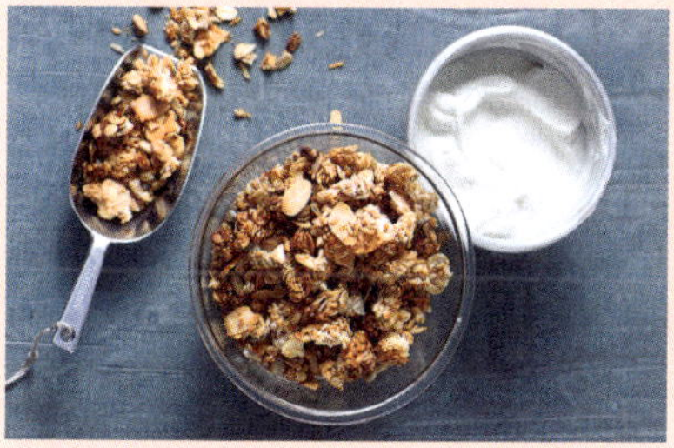

Für 10 Portionen
15 Min. Zubereitung |
45 Min. Backen
Nährwert pro Portion:
ca. 190 kcal | 6 g EW |
12 g F | 12 g KH

100 g kernige Haferflocken
80 g Kokosraspel
50 g Gold-Leinsamen
50 g Mandelblättchen
50 g Sonnenblumenkerne
15 g gepuffter Amarant
1–2 TL Zimtpulver
8 EL naturtrüber Apfelsaft
2 Eiweiß
3 EL Honig (nach Belieben)

1. Den Backofen auf 150° vorheizen. Ein Backblech mit Backpapier auslegen. Haferflocken, Kokosraspel, Leinsamen, Mandelblättchen, Sonnenblumenkerne, Amarant und Zimt in einer Schüssel mischen. Den Apfelsaft dazugießen und alles mit den Händen gut verrühren.

2. Die Eiweiße steif schlagen und nach Belieben den Honig unterrühren. Den Eischnee unter das Müsli heben und alles auf dem Blech verteilen. Im Ofen (Mitte) ca. 40 Min. backen, dabei wenden.

3. Danach die Backofentemperatur auf 175° erhöhen und das Müsli im Ofen (oben) noch 3–5 Min. bräunen. Herausnehmen und auf dem Backblech vollständig abkühlen lassen.

4. Anschließend das Müsli servieren oder zum Aufbewahren in ein geeignetes Gefäß füllen.

Spiegelei-Stulle mit Tomaten

Für 2 Personen
10 Min. Zubereitung
Nährwert pro Portion:
ca. 255 kcal | 13 g EW | 13 g F | 20 g KH

2 Tomaten
½ Beet Kresse
1 EL Rapsöl
2 Eier (M)
Salz, Pfeffer
2 Scheiben Vollkornbrot (à ca. 45 g)
2 EL Kräuterquark (max. 20 % Fett i. Tr.)

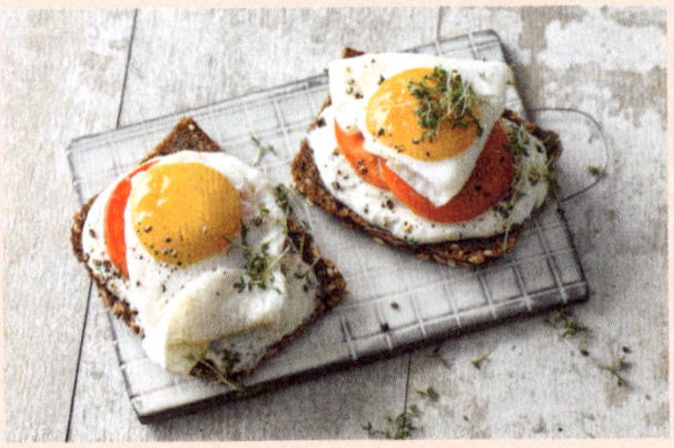

1. Die Tomaten waschen und in Scheiben schneiden, dabei die Stielansätze entfernen. Die Kresse vom Beet schneiden, waschen und trocken tupfen.
2. Das Öl in einer Pfanne erhitzen und darin aus den Eiern bei mittlerer Hitze Spiegeleier braten. Mit Salz und Pfeffer würzen. Inzwischen die Brotscheiben toasten (alternativ in einer Pfanne ohne Fett auf beiden Seiten kurz rösten).
3. Anschließend die Brotscheiben jeweils mit 1 EL Kräuterquark bestreichen und mit Tomatenscheiben belegen. Zuletzt die Spiegeleier auf die Brote setzen und mit Kresse bestreut servieren.

Club-Sandwich mit Putenbrust

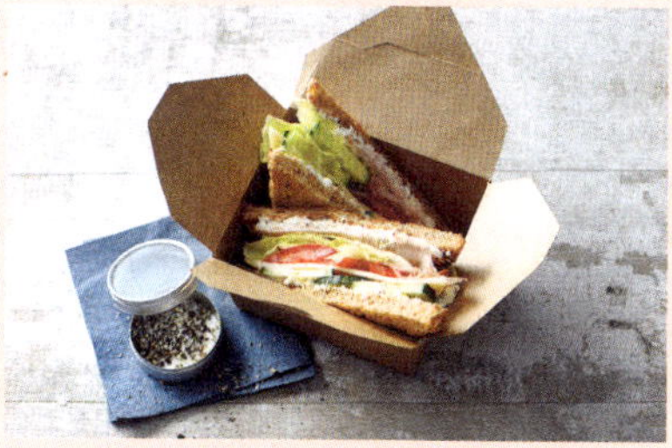

Für 2 Personen
10 Min. Zubereitung
Nährwert pro Portion:
ca. 320 kcal | 25 g EW | 15 g F | 21 g KH

60 g Blattsalat
100 g Tomaten
50 g Salatgurke
4 EL Kräuterfrischkäse (16 % Fett i. Tr.)
1 TL körniger Senf
4 Scheiben Vollkorntoast
2 Scheiben Emmentaler Käse (max. 45 % Fett i. Tr.)
2 kleine Scheiben Kochschinken (ca. 50 g)
2 Scheiben geräucherte Putenbrust (ca. 60 g)

1. Den Salat waschen und trocken tupfen, falls nötig, in mundgerechte Stücke zupfen. Die Tomaten waschen und in Scheiben schneiden, dabei die Stielansätze entfernen. Die Gurke waschen und in dünne Scheiben schneiden.
2. Frischkäse und Senf in einer kleinen Schüssel gründlich verrühren. Die Toastscheiben goldbraun toasten und mit dem Senffrischkäse bestreichen. Den Salat auf 2 Toastscheiben verteilen und mit Käse, Tomaten, Gurken, Schinken und Putenbrust belegen.
3. Die übrigen 2 Vollkorntoastscheiben mit der bestrichenen Seite nach unten jeweils darauflegen und leicht andrücken. Zum Servieren die Sandwichs nach Belieben diagonal halbieren.

Bohnen-Pattys mit Avocadodip

Für 2 Personen
45 Min. Zubereitung
Nährwert pro Portion:
ca. 630 kcal | 22 g EW | 40 g F | 46 g KH

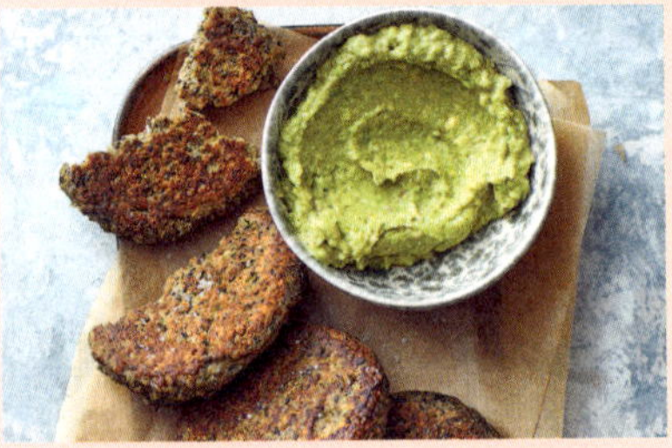

Für die Pattys:
2 Eier (M)
1 EL Leinsamenschrot
60 g TK-Erbsen
1 Schalotte
1 Knoblauchzehe
3 TL natives Kokosöl
150 g schwarze Bohnen (aus der Dose)
3 geh. EL Buchweizenmehl (ersatzweise Maismehl)
2 EL gehackte Petersilie
abgeriebene Schale von 1 Bio-Limette
2 EL Sojasauce
Salz, Pfeffer

Für den Dip:
1 Avocado
Saft von 1 Limette
1 TL Tahin (Sesampaste)
1 TL geröstetes Sesamöl
Salz, Pfeffer

1. Eier und Leinsamen verquirlen und ca. 5 Min. quellen lassen. TK-Erbsen in einem Sieb heiß abbrausen und ca. 5 Min. auftauen lassen. Schalotte schälen und fein würfeln. Knoblauch schälen und durchpressen. Beides in 1 TL Öl weich dünsten.
2. Die Bohnen in einem Sieb abbrausen und abtropfen lassen, dann mit Erbsen und Mehl fein pürieren. Zum Eier-Leinsamen-Mix geben und mit Petersilie, Limettenschale, Sojasauce, Salz und Pfeffer würzen. Schalotten und Knoblauch hinzufügen. Aus der Masse 4 Pattys formen und in der Pfanne im übrigen Öl pro Seite ca. 5 Min. braten.
3. Für den Dip die Avocado halbieren, entkernen und schälen. Das Fruchtfleisch mit Limettensaft, Tahin, Öl und 2 EL Wasser zerdrücken, salzen und pfeffern. Die Pattys mit dem Dip servieren.

Fitness-Salat mit Hüttenkäse

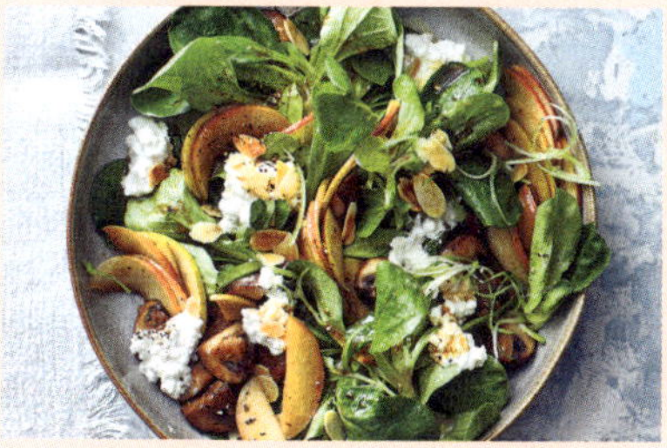

Für 2 Personen
15 Min. Zubereitung
Nährwert pro Portion:
ca. 420 kcal | 20 g EW | 32 g F | 9 g KH

150 g braune Champignons
1 kleiner Apfel
1 EL Butter
100 g Feldsalat
2 Frühlingszwiebeln
1 TL mittelscharfer Senf
2 EL Olivenöl
2 EL Aceto balsamico
Salz, Pfeffer
4 EL geröstete Mandelblättchen
200 g körniger Frischkäse (Hüttenkäse)

1. Die Pilze putzen, bei Bedarf mit einem Tuch abreiben und vierteln. Apfel waschen, vierteln, entkernen und in Scheiben schneiden. Beides in einer Pfanne in der Butter ca. 5 Min. anbraten.

2. Den Feldsalat verlesen, waschen und trocken schütteln, grobe Stiele entfernen. Frühlingszwiebeln putzen, waschen und schräg in dünne Ringe schneiden. Für die Vinaigrette Senf, Öl, Essig und 2 EL Wasser gut verrühren und mit Salz und Pfeffer abschmecken.

3. Zum Servieren den Feldsalat mit der Vinaigrette mischen und auf Teller verteilen, Pilze und Apfelscheiben daraufsetzen und mit Frühlingszwiebeln und Mandelblättchen bestreuen. Zuletzt den körnigen Frischkäse daraufgeben. Dazu passt pro Person 1 kleine Scheibe Vollkornbrot.

Gebackene grüne Bohnen mit Feta

Für 2 Personen
10 Min. Zubereitung |
15 Min. Garen
Nährwert pro Portion:
ca. 425 kcal | 19 g EW |
34 g F | 11 g KH

300 g grüne Bohnen
150 g Datteltomaten (ersatzweise Kirschtomaten)
1 Knoblauchzehe
1 EL Olivenöl
40 g Pekannusskerne
1 EL getr. Oregano
Salz, Pfeffer
150 g Schafskäse (Feta)

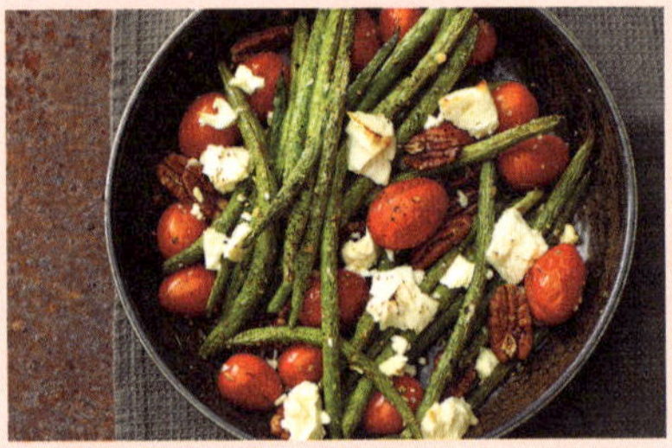

1. Den Backofen auf 175° vorheizen. Die Bohnen putzen und waschen, dabei die Stielenden entfernen. Die Tomaten waschen. Die Knoblauchzehe schälen und fein hacken.
2. Bohnen, Tomaten, Knoblauch, Öl und Pekannusskerne in eine Schüssel geben und gut mischen. Mit Oregano, Salz und Pfeffer würzen.
3. Den Gemüse-Mix in einer kleinen Auflaufform (ca. 15 × 23 cm) verteilen. Den Feta über das Gemüse bröseln und alles im Ofen (Mitte) ca. 15 Min. garen.
4. Herausnehmen und vor dem Servieren kurz abkühlen lassen. Die Bohnen passen gut zu Lammfilets (ca. 80 g pro Person).

Kichererbsen mit Rucola

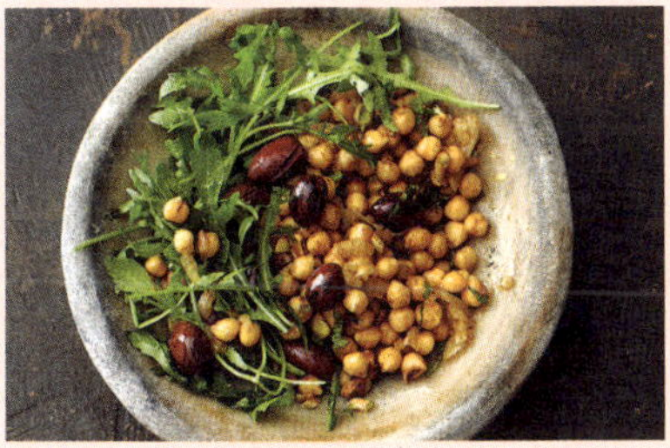

Für 2 Personen
15 Min. Zubereitung
Nährwert pro Portion:
ca. 315 kcal | 9 g EW | 24 g F | 18 g KH

1 Zwiebel
240 g Kichererbsen (aus der Dose)
2 EL Olivenöl
1 EL Tomatenmark
1 TL rosenscharfes Paprikapulver
gemahlener Kreuzkümmel
gemahlene Kurkuma
100 g Rucola
10 Kalamata-Oliven
2 Stängel Minze
1 EL Zitronensaft
Salz, Pfeffer
1 EL Pistazienkerne

1. Die Zwiebel schälen und in feine Würfel schneiden. Die Kichererbsen in einem Sieb abbrausen und abtropfen lassen.
2. Das Öl in einem Topf erhitzen und die Zwiebel darin bei mittlerer Hitze glasig dünsten. Tomatenmark, Paprikapulver, je 1 Prise Kreuzkümmel und Kurkuma sowie die Kichererbsen dazugeben, alles gut mischen und ca. 5 Min. garen.
3. Währenddessen Rucola verlesen, waschen, trocken schleudern und auf Teller verteilen. Die Oliven abtropfen lassen. Die Minze waschen, trocken tupfen, die Blätter abzupfen und grob hacken.
4. Zum Servieren Oliven, Minze, Zitronensaft, Salz und Pfeffer zu den Kichererbsen geben und gründlich untermischen. Neben dem Rucola anrichten und mit den Pistazienkernen garnieren.

Brokkolisuppe mit Frischkäse

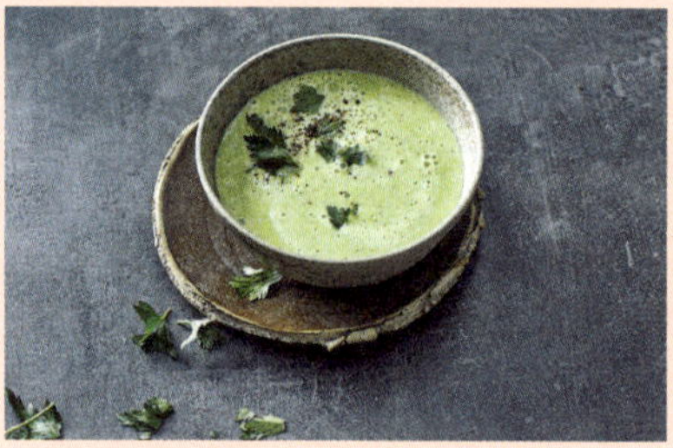

Für 2 Personen
15 Min. Zubereitung
Nährwert pro Portion:
ca. 185 kcal | 12 g EW | 11 g F | 12 g KH

500 ml Gemüsebrühe
500 g TK-Brokkoli
½ Bund Petersilie
100 g Frischkäse (16 % Fett i. Tr.)
Pfeffer
edelsüßes Paprikapulver
frisch geriebene Muskatnuss

1. Die Brühe in einem Topf zum Kochen bringen und den tiefgekühlten Brokkoli darin offen bei kleiner Hitze ca. 10 Min. garen.
2. Inzwischen die Petersilie waschen, trocken tupfen, die Blätter abzupfen und grob hacken.
3. Den Frischkäse zur Brokkolisuppe geben und alles im Topf mit dem Pürierstab fein pürieren. Die Suppe mit Pfeffer, Paprikapulver und Muskatnuss abschmecken.
4. Zum Servieren die Suppe auf tiefe Teller verteilen und mit der gehackten Petersilie bestreuen.

Möhrensuppe mit Kokosmilch

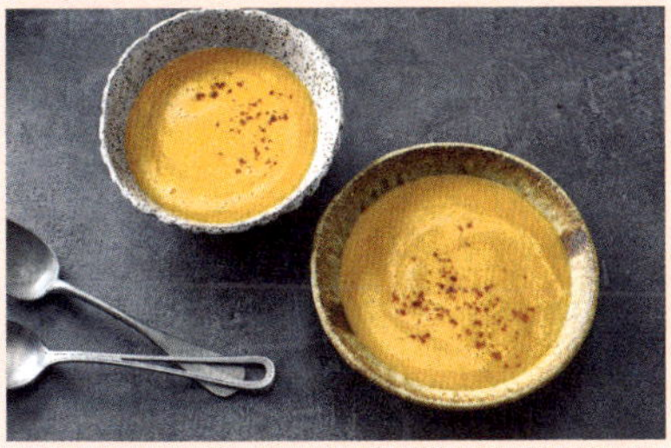

Für 2 Personen
25 Min. Zubereitung
Nährwert pro Portion:
ca. 430 kcal | 9 g EW | 26 g F | 36 g KH

1 Zwiebel
4 kleine mehligkochende Kartoffeln (ca. 250 g)
1 Stück Ingwer (5 cm lang)
700 ml Gemüsebrühe
1 EL Rapsöl
500 g TK-Möhren
200 g Kokosmilch (aus der Dose)
3 TL Currypulver
1 Msp. gemahlene Kurkuma
1 TL Cayennepfeffer
Salz, Pfeffer

1. Die Zwiebel schälen und in Würfel schneiden. Die Kartoffeln schälen und in kleine Würfel schneiden. Den Ingwer schälen und in Scheiben schneiden. Die Brühe zum Kochen bringen.
2. Das Öl in einem Topf erhitzen und die Zwiebel darin andünsten. Dann Kartoffelwürfel, tiefgekühlte Möhren und Ingwer dazugeben und kurz mit andünsten. Mit der heißen Brühe aufgießen und alles zugedeckt bei kleiner Hitze 15–20 Min. garen, bis die Kartoffeln weich sind.
3. Die Suppe vom Herd nehmen, Kokosmilch, Currypulver, Kurkuma und Cayennepfeffer dazugeben und alles im Topf mit dem Pürierstab fein pürieren. Zum Servieren die Suppe mit Salz und Pfeffer abschmecken und auf tiefe Teller verteilen.

Shakshuka mit Spinat

Für 2 Personen
30 Min. Zubereitung
Nährwert pro Portion:
ca. 410 kcal | 21 g EW | 27 g F | 16 g KH

1 kleine Zwiebel
1 Knoblauchzehe
1 kleine Aubergine
1 gelbe Paprika
150 g Blattspinat
1 EL natives Kokosöl
1 EL Tomatenmark
2 EL Tahin (Sesampaste)
400 ml stückige Tomaten (aus der Dose)
1 Handvoll gehacktes Koriandergrün
1 Handvoll gehackte Petersilienblätter
1 TL gemahlener Kreuzkümmel
1 TL Chilipulver
1 TL rosenscharfes Paprikapulver
Salz, Pfeffer
3 Eier (M)

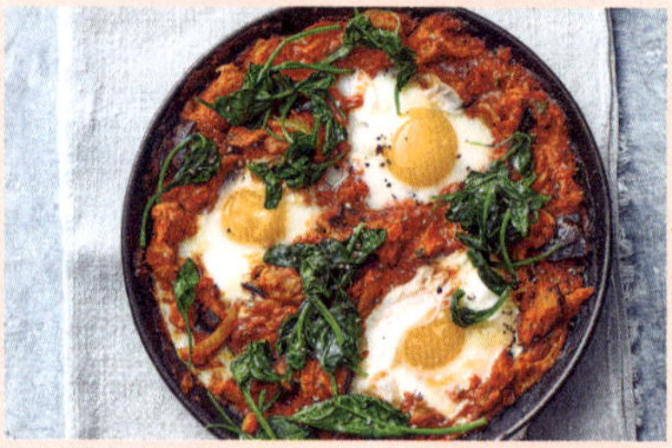

1. Zwiebel und Knoblauch schälen und fein würfeln. Aubergine putzen, waschen und würfeln. Paprika waschen, halbieren, weiße Trennwände und Kerne entfernen, Hälften in Streifen schneiden. Spinat verlesen, waschen und trocken schütteln.
2. Zwiebel und Knoblauch in einer tiefen Pfanne im Öl andünsten. Tomatenmark, Tahin, Aubergine und Paprika dazugeben und alles zugedeckt ca. 5 Min. dünsten. Tomatenstücke, Koriander und Petersilie dazugeben, mit den Gewürzen abschmecken und noch ca. 10 Min. köcheln lassen.
3. Kleine Vertiefungen in die Shakshuka drücken, die Eier jeweils in eine Mulde aufschlagen und zugedeckt in ca. 3 Min. stocken lassen. Nach ca. 2 Min. Garzeit den Spinat darüberstreuen und zusammenfallen lassen. In der Pfanne servieren.

Indisches Curry mit Kichererbsen

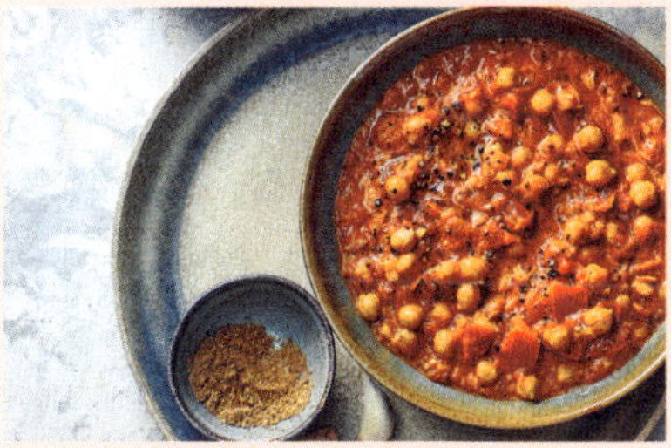

Für 2 Personen
45 Min. Zubereitung
Nährwert pro Portion:
ca. 650 kcal | 16 g EW | 31 g F | 72 g KH

100 g Vollkorn-Basmatireis
Salz
1 Zwiebel
1 Knoblauchzehe
1 Stück Ingwer (5 cm lang)
500 g Tomaten
1 EL natives Kokosöl
1 TL gemahlener Kreuzkümmel
1 TL Senfkörner
½ TL Chilipulver
200 ml Kokosmilch (aus der Dose)
Pfeffer
240 g Kichererbsen (aus der Dose)

1. Den Reis in einer Schüssel mit Wasser waschen, in ein Sieb abgießen und abtropfen lassen. Dann in einem Topf mit 350 ml Salzwasser zugedeckt bei kleiner Hitze in 35–40 Min. weich garen.
2. Zwiebel schälen und fein würfeln. Knoblauch schälen und durchpressen. Ingwer schälen und fein würfeln. Tomaten waschen und grob würfeln, dabei Stielansätze entfernen. Zwiebel, Knoblauch und Ingwer in einem Topf im Öl andünsten. Kreuzkümmel, Senfkörner und Chilipulver 3–4 Min. mitrösten. Kokosmilch und Tomaten hinzufügen und alles offen bei kleiner Hitze 25–30 Min. garen, mit Salz und Pfeffer abschmecken.
3. Die Kichererbsen in einem Sieb abbrausen und kurz abtropfen lassen, ca. 5 Min. vor Garzeitende zum Curry geben. Mit dem Reis servieren.

Wirsingpfanne mit Räuchertofu

Für 2 Personen
25 Min. Zubereitung
Nährwert pro Portion:
ca. 480 kcal | 23 g EW | 23 g F | 43 g KH

300 g Wirsing
1 Zwiebel
2 EL Rapsöl
1 TL gemahlener Kümmel
Salz, Pfeffer
2 EL saure Sahne
175 g geräucherter Tofu
2 TL rosenscharfes Paprikapulver
200 g gegarte Maronen (vakuumverpackt)
2 Stängel Petersilie

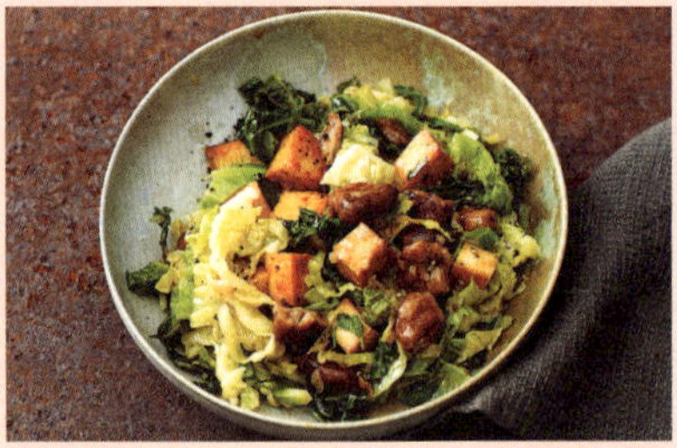

1. Die Wirsingblätter abtrennen, waschen und trocken tupfen. Den harten Strunk entfernen, die Wirsingblätter in feine Streifen schneiden. Die Zwiebel schälen und in feine Würfel schneiden.
2. Wirsing und Zwiebel in einer Pfanne in 1 EL Öl andünsten, mit Kümmel, Salz und Pfeffer würzen. 100 ml Wasser hinzufügen, alles zugedeckt ca. 10 Min. garen, dann Sahne dazugeben.
3. Tofu klein würfeln und in einer Pfanne im restlichen Öl scharf anbraten. Mit Paprikapulver würzen und die Hitze abschalten. Die Maronen hinzufügen und in der Nachhitze kurz garen.
4. Die Petersilie waschen, trocken tupfen, die Blätter abzupfen und grob hacken. Zum Servieren Wirsing und Tofu-Maronen-Mischung auf Teller verteilen und mit der Petersilie garnieren.

Minutensteaks mit Bohnen

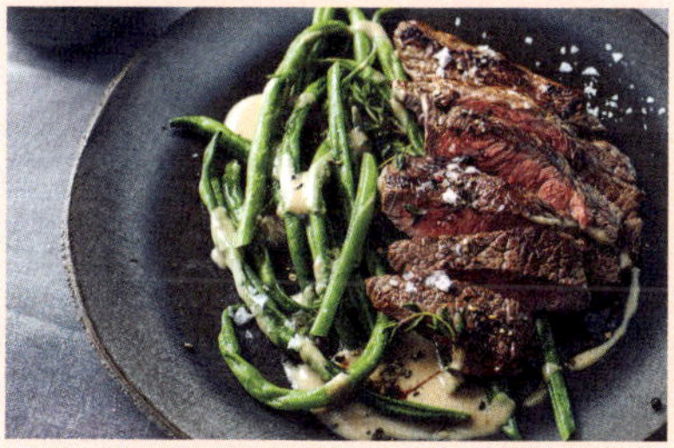

Für 2 Personen
16 Min. Zubereitung
Nährwert pro Portion:
ca. 550 kcal | 49 g EW | 32 g F | 17 g KH

400 g grüne TK-Bohnen
Salz
2 EL Rapsöl
4 Rinderminutensteaks (à ca. 100 g)
Pfeffer
2 EL helles Mandelmus
1 TL getr. Thymian
½ TL rosenscharfes Paprikapulver
½ TL Sojasauce

1. Den Backofen auf 80° vorheizen. Die Bohnen in wenig Salzwasser zugedeckt bei mittlerer Hitze ca. 5 Min. garen. In ein Sieb abgießen und abtropfen lassen, dabei das Kochwasser auffangen.
2. Währenddessen die Steaks in einer Pfanne im Öl auf jeder Seite ca. 30 Sek. braten. Die Steaks herausnehmen, mit Salz und Pfeffer würzen und auf einem Teller im Ofen warm halten.
3. Das aufgefangene Bohnenkochwasser in die Pfanne von den Steaks zum Bratensud geben und mit dem Mandelmus gut verrühren. Die Sauce mit Thymian, Paprikapulver und Sojasauce abschmecken. Unter Rühren kurz aufkochen.
4. Zum Servieren die Bohnen mit den Steaks auf Tellern anrichten, die Steaks nach Belieben in Streifen schneiden, mit der Sauce beträufeln.

Pute aus dem Wok mit Pak Choi

Für 2 Personen
20 Min. Zubereitung
Nährwert pro Portion:
ca. 445 kcal | 41 g EW | 27 g F | 12 g KH

300 g Putenbrustfilet
300 g Pak Choi
3 große Möhren
1 Zwiebel
2 EL natives Kokosöl
Salz, Pfeffer
edelsüßes Paprikapulver
1 EL Sojasauce
100 g saure Sahne

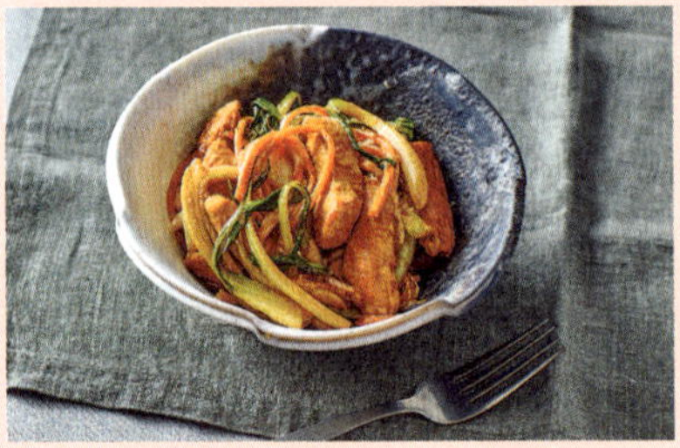

1. Das Putenbrustfilet waschen, trocken tupfen und in 1 ½ cm dicke Streifen schneiden. Den Pak Choi putzen, waschen und in Streifen schneiden. Möhren putzen, schälen und in dünne Streifen schneiden. Zwiebel schälen und fein würfeln.

2. Das Öl im Wok oder in einer großen Pfanne erhitzen, die Putenbruststreifen hineingeben und mit Salz, Pfeffer und Paprikapulver würzen. Das Putenfleisch unter Rühren ca. 2 Min. rundum anbraten, dann Pak Choi, Möhren und Zwiebel dazugeben. Das Gemüse mit der Sojasauce abschmecken und unter Rühren in weiteren 5–6 Min. bissfest garen.

3. Zuletzt die saure Sahne unterrühren und alles nochmals pikant abschmecken. Auf Tellern anrichten und sofort servieren.

Harissa-Hähnchen mit Minzdip

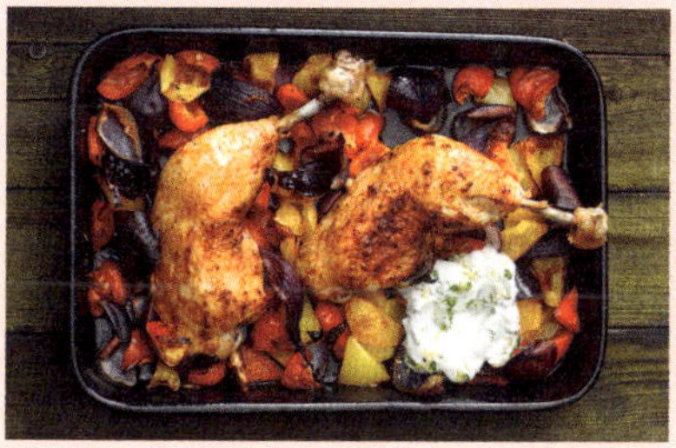

Für 2 Personen
15 Min. Zubereitung |
55 Min. Garen
Nährwert pro Portion:
ca. 685 kcal | 44 g EW |
49 g F | 17 g KH

1 gelbe Paprika
1 rote Paprika
2 rote Zwiebeln
2 Knoblauchzehen
2 EL Harissa
(scharfe Würzpaste)
2 EL Olivenöl
2 EL Rotweinessig
Salz, Pfeffer
2 Hähnchenkeulen
(à ca. 250 g)
150 g griech. Joghurt
(10 % Fett)
100 g Joghurt
(1,5 % Fett)
1 EL abgeriebene Bio-Zitronenschale
2 EL gehackte Minze
Öl für die Form

1. Den Backofen auf 180° vorheizen. Eine Auflaufform mit Öl einfetten. Die Paprika waschen, halbieren, weiße Trennwände und Kerne entfernen, Hälften grob schneiden. Zwiebeln schälen, vierteln und die einzelnen Schichten voneinander trennen. Knoblauch schälen und andrücken. Das Gemüse in der Auflaufform verteilen.
2. Harissa, Öl, Essig, Salz und Pfeffer verrühren. Die Keulen waschen, trocken tupfen, rundum mit der Marinade einreiben und auf das Gemüse legen. Beides im Ofen (Mitte) 50–55 Min. garen.
3. Beide Joghurtsorten verrühren und mit Salz, Zitronenschale und der Hälfte der Minze würzen. Hähnchen und Gemüse aus dem Ofen nehmen, je 1 Keule mit Gemüse und Minzdip auf Tellern anrichten und mit der restlichen Minze garnieren.

Spitzkohlpfanne mit Schollenfilet

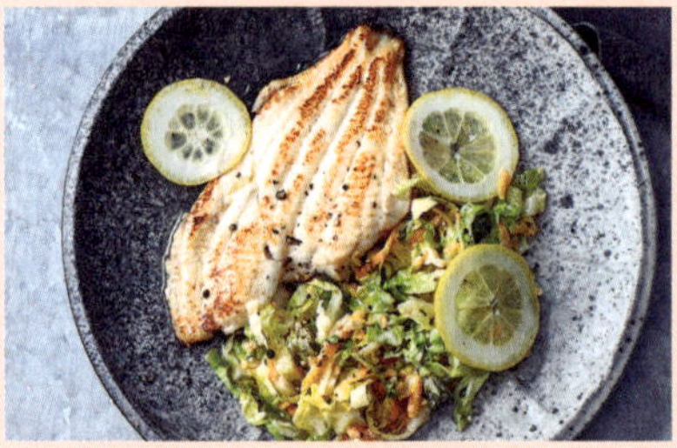

Für 2 Personen
20 Min. Zubereitung
Nährwert pro Portion:
ca. 435 kcal | 35 g EW | 23 g F | 16 g KH

1 Zwiebel
300 g Spitzkohl
2 Möhren
2 EL Rapsöl
2 Schollenfilets (à ca. 120 g)
1 EL natives Kokosöl
Salz, Pfeffer
100 g Frischkäse (20 % Fett)
150 ml Milch (1,5 % Fett)
1 TL Gemüsebrühe (instant)
50 ml trockener Weißwein
frisch geriebene Muskatnusskat
½ Bio-Zitrone

1. Zwiebel schälen und fein würfeln. Spitzkohl putzen, waschen und in Streifen schneiden. Möhren schälen und auf der Gemüsereibe grob raspeln. Zwiebel in einer Pfanne im Rapsöl andünsten, Spitzkohl hinzufügen und ca. 7 Min. braten.
2. Den Fisch waschen, trocken tupfen, in einer zweiten Pfanne im Kokosöl ca. 2 Min. anbraten, wenden und mit Salz und Pfeffer würzen. Auf der anderen Seite ebenfalls ca. 2 Min. braten.
3. Möhrenraspel, Frischkäse, Milch, Brühe und Wein zum Spitzkohl geben. Alles mit Salz, Pfeffer und Muskatnuss würzen, noch ca. 4 Min. garen.
4. Zitrone heiß waschen, abtrocknen und in Scheiben schneiden. Zum Servieren die Schollenfilets auf Teller verteilen und mit den Zitronenscheiben garnieren, den Spitzkohl danebensetzen.

Ofenlachs auf Zucchini-Spirelli

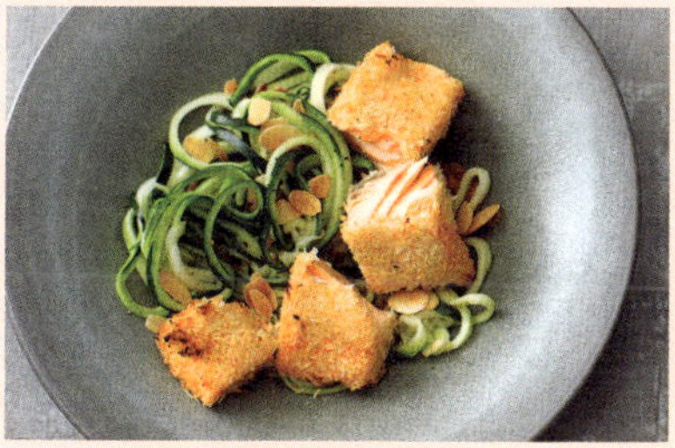

2 Personen
15 Min. Zubereitung |
23 Min. Garen
Nährwert pro Portion:
ca. 620 kcal | 40 g EW |
45 g F | 13 g KH

2 Lachsfilets
(à ca. 150 g)
2 EL Dinkelmehl
4 EL Kokosraspel
1 Ei (M)
½ TL Knoblauchpulver
Salz
1 TL edelsüßes Paprikapulver
2 Zucchini
3 EL Mandelblättchen
Pfeffer

1. Den Backofen auf 200° vorheizen. Ein Backblech mit Backpapier auslegen. Fisch waschen und trocken tupfen. Dinkelmehl und Kokosraspel jeweils auf Teller geben. Das Ei in einen tiefen Teller aufschlagen und mit Knoblauch, Salz und Paprikapulver gründlich verquirlen.

2. Die Fischfilets erst im Mehl wenden, dann durch das verquirlte Ei ziehen und in den Kokosraspeln wälzen. Nebeneinander auf das Blech legen und im Ofen (Mitte) ca. 15 Min. garen.

3. Zucchini putzen, waschen und durch einen Spiralschneider drehen. Die Zucchini-Spirelli nach ca. 15 Min. Garzeit mit auf das Blech zum Fisch legen. Alles mit Mandelblättchen bestreuen, mit Salz und Pfeffer würzen und im Ofen in ca. 8 Min. fertig backen. Sofort servieren.

Knuspriger Kichererbsen-Snack

Für 2 Personen
2 Min. Zubereitung |
15 Min. Backen
Nährwert pro Portion:
ca. 480 kcal | 25 g EW |
19 g F | 52 g KH

1 Dose Kichererbsen
(225 g Abtropfgewicht)
2 EL Olivenöl
4 EL getr. Kräuter
(z. B. Petersilie, Rosmarin oder Oregano)
1 TL rosenscharfes Paprikapulver
½ TL Salz
Pfeffer (nach Belieben)
Knoblauchpulver
(nach Belieben)

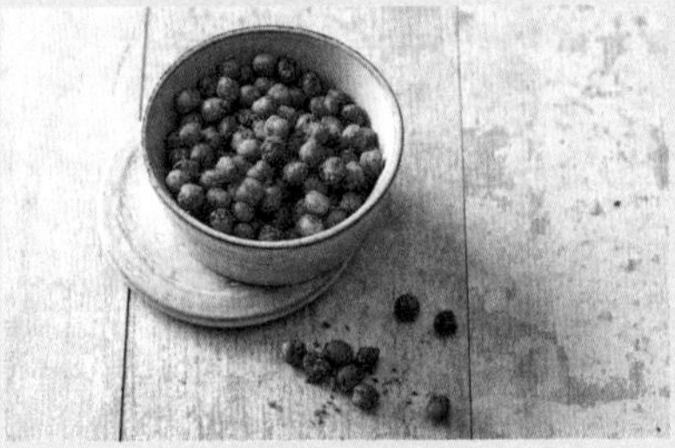

1. Den Backofen auf 180 °C vorheizen. Ein Backblech mit Backpapier auslegen.
2. Die Kichererbsen in ein Sieb abgießen, abbrausen und gut abtropfen lassen. Dann mit Öl, Kräutern und Gewürzen in einer kleinen Schüssel gründlich mischen.
3. Die gewürzten Kichererbsen auf dem Blech gleichmäßig verteilen und im Ofen (Mitte) in ca. 15 Min. goldbraun backen.
4. Herausnehmen und abkühlen lassen. Der Kichererbsen-Snack hält sich in einem Glas luftdicht verschlossen ca. 3 Tage.

Aprikosenkonfekt mit Mandeln

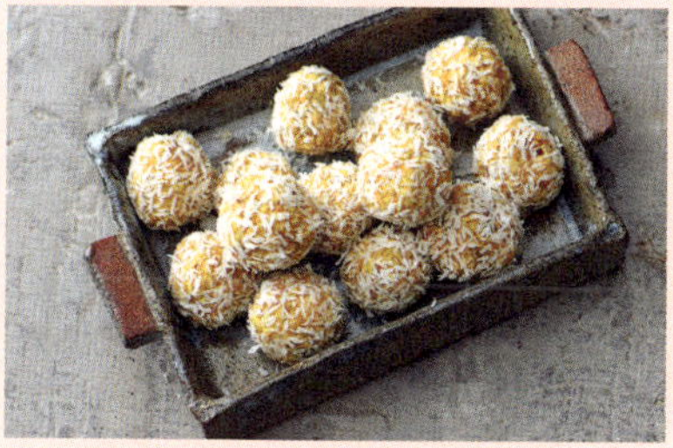

Für 14 Stück
20 Min. Zubereitung |
30 Min. Quellen |
15 Min. Kühlen
Nährwert pro Stück:
ca. 65 kcal | 2 g EW |
4 g F | 5 g KH

50 g getr. Aprikosen
50 g gehackte Mandeln
50 g zarte Haferflocken
1 TL Agavendicksaft
½ TL gemahlene Vanille
½ TL Zimtpulver
½ TL gemahlene Kurkuma
Salz
2 EL natives Kokosöl
2 EL Kokosraspel

1. Die Aprikosen fein würfeln und in einer Schüssel gerade mit Wasser bedeckt ca. 30 Min. quellen lassen. Mandeln in einer Pfanne ohne Fett leicht rösten. Herausnehmen und abkühlen lassen.
2. Die Haferflocken mit Agavendicksaft, Vanille, Zimt, Kurkuma und 1 Prise Salz mischen und 1 EL Kokosöl untermischen. Die Aprikosen in ein Sieb abgießen und abtropfen lassen. Dann mit den Mandeln unter das übrige Kokosöl mischen, dabei die Aprikosen leicht zerdrücken.
3. Die Aprikosen-Mandel-Mischung zum Haferflocken-Mix geben und alles kompakt verrühren. Aus der Masse mit angefeuchteten Händen ca. 14 Kugeln formen und rundum in den Kokosraspeln wälzen. Im Kühlschrank in ca. 15 Min. fest werden lassen, sie halten dort gut 1 Woche.

Erdnuss-Schoko-Quark

Für 2 Personen
5 Min. Zubereitung
Nährwert pro Portion:
ca. 455 kcal | 34 g EW | 28 g F | 15 g KH

400 g Quark (max. 20 % Fett i. Tr.)
2 EL Milch (1,5 % Fett)
2 EL Erdnussmus
1 EL Kakaopulver
2 EL Erdnusskerne
20 g Zartbitterschokolade (70 % Kakaoanteil)
2 TL Ahornsirup

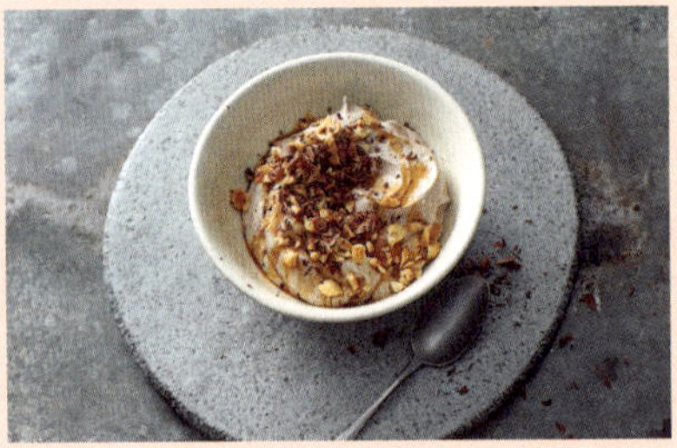

1. Den Quark mit Milch, Erdnussmus und Kakaopulver in einer Schüssel mit einem Schneebesen möglichst cremig rühren.
2. Die Erdnüsse nach Belieben grob hacken. Die Schokolade auf einem Brett fein hacken oder direkt über den Quark raspeln.
3. Die Quarkspeise auf Schalen verteilen und die Schokoladenspäne ggf. noch darüberstreuen. Zum Servieren mit den Erdnüssen bestreuen und mit dem Ahornsirup beträufeln.

Espresso-Schoko-Smoothie

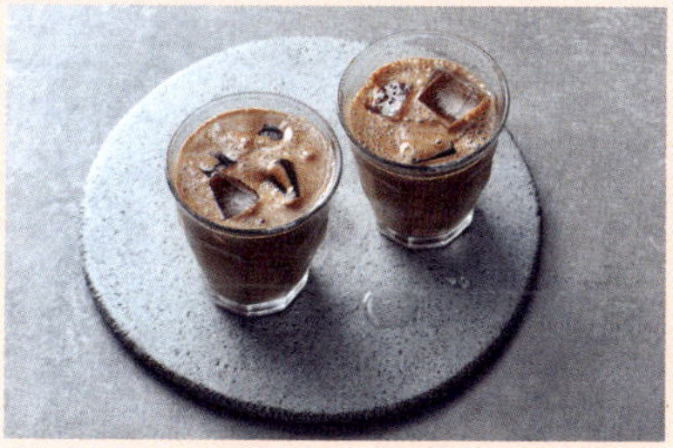

Für 2 Personen
5 Min. Zubereitung
Nährwert pro Portion:
ca. 410 kcal | 6 g EW | 31 g F | 27 g KH

1 kleine Banane
200 ml Kokosmilch (aus der Dose)
200 ml Kokoswasser (aus dem Tetrapak)
2 TL Kakaopulver
20 g zarte Haferflocken
1 EL dunkles Mandelmus
100 ml Espresso
4 Eiswürfel

1. Die Banane schälen und in grobe Stücke schneiden. Die Banane und die übrigen Zutaten – bis auf die Eiswürfel – in den Standmixer geben und alles in ca. 2 Min. schaumig pürieren.

2. Zum Servieren den Smoothie auf Gläser verteilen und die Eiswürfel dazugeben. Er schmeckt am besten gut gekühlt!

Cashewcreme mit Erdbeeren

Für 2 Personen
10 Min. Zubereitung
Nährwert pro Portion:
ca. 455 kcal | 22 g EW | 27 g F | 30 g KH

200 g Quark (max. 20 % Fett i. Tr.)
100 g Cashewkerne
1 Pck. Vanillezucker
50 ml Orangensaft
200 g Erdbeeren

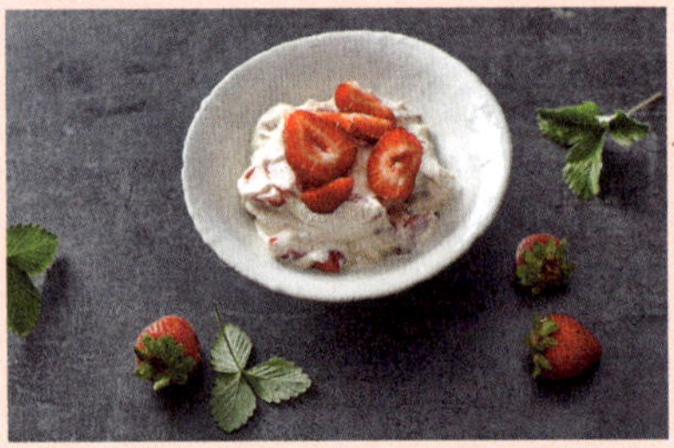

1. Den Quark mit Cashewkernen, Vanillezucker und Orangensaft in einen Mixer geben und alles so lange fein pürieren, bis eine cremige Konsistenz entstanden ist.

2. Die Erdbeeren putzen, waschen und je nach Größe vierteln oder halbieren. Die Hälfte der Erdbeeren unter den Quark mischen.

3. Zum Servieren die Cashewcreme auf Dessertschalen verteilen und mit den restlichen Erdbeerstücken garnieren.

Beeriges Blitzeis mit Kokosmilch

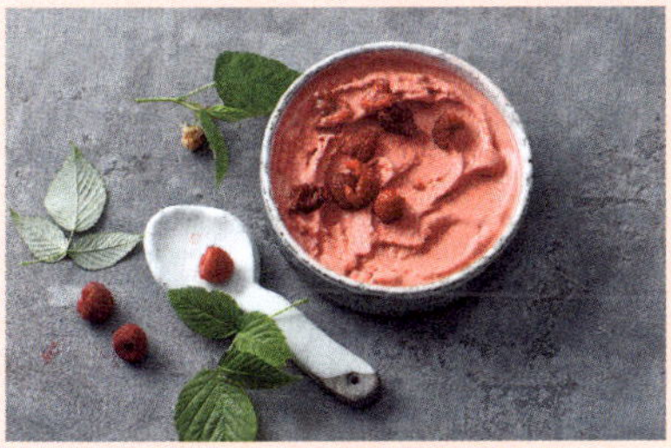

Für 2 Personen
5 Min. Zubereitung
Nährwert pro Portion:
ca. 85 kcal | 2 g EW | 6 g F | 9 g KH

200 g TK-Himbeeren
50 ml Kokosmilch (aus der Dose, gut gekühlt)
1 TL Ahornsirup
einige Himbeeren zum Garnieren (nach Belieben)

1. Die tiefgekühlten Himbeeren mit der Kokosmilch und dem Ahornsirup in den Standmixer geben und sehr fein pürieren.
2. Das Eis auf Schalen oder Gläser verteilen und sofort verzehren. Nach Belieben mit frischen Himbeeren garnieren, dazu diese vorher verlesen, waschen und trocken tupfen.

Veganer Cheese-cake mit Beeren

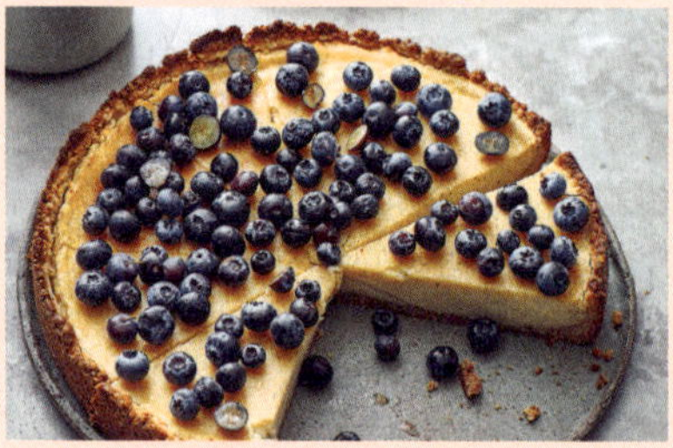

Für 1 Springform (ø ca. 24 cm; 12 Stücke)
40 Min. Zubereitung | 30 Min. Kühlen | 1 Std. Backen
Nährwert pro Stück:
ca. 375 kcal | 9 g EW | 25 g F | 30 g KH

200 g natives Kokosöl (ersatzweise vegane Margarine)
180 g Rohrzucker
abgeriebene Schale und Saft von 2 großen Bio-Zitronen
150 g Vollkorn-Dinkelmehl
100 g gemahlene Mandeln
1 TL Backpulver
600 g Seidentofu
300 g Tofu
60 g Speisestärke
Mark von 1 Vanilleschote
150 g Heidelbeeren
veganes Fett und Mehl für die Form

1. Die Form einfetten und mit Mehl ausstäuben. 50 g Kokosöl mit 40 g Zucker und 40 ml Zitronensaft gründlich aufschlagen. Mehl, Mandeln und Backpulver dazugeben und alles zu einem Teig verkneten. Die Form mit dem Teig auskleiden und ca. 30 Minuten kühl stellen.

2. Den Ofen auf 180° vorheizen. Beide Tofusorten in einem Sieb abtropfen lassen und im Standmixer feincremig pürieren. Übriges Kokosöl mit restlichem Zitronensaft, Zitronenschale, übrigem Zucker, Stärke, Vanillemark und Tofu-Mix mit den Rührbesen des Handrührgeräts gut mischen.

3. Die Creme auf dem Boden verteilen. Kuchen im Ofen (Mitte) ca. 1 Std. backen. Herausnehmen und abkühlen lassen. Beeren verlesen, waschen, trocken tupfen und auf den Kuchen geben.

Crêpes mit Beerenjoghurt

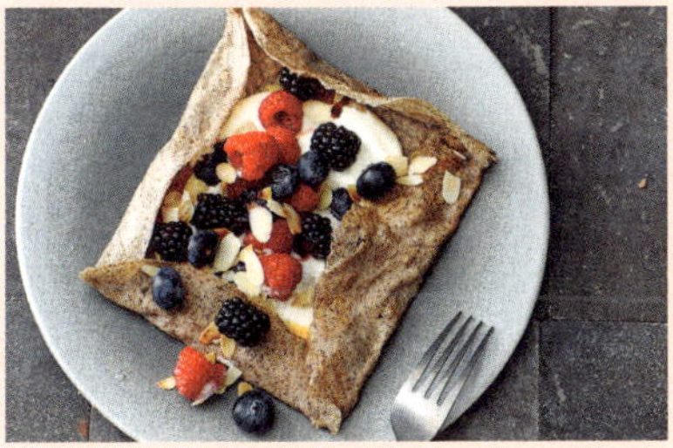

Für 2 Personen
20 Min. Zubereitung | 12 Std. Einweichen (über Nacht)
Nährwert pro Portion:
ca. 325 kcal | 10 g EW | 11 g F | 48 g KH

75 g Buchweizen (ersatzweise Buchweizenmehl)
1 Msp. gemahlene Vanille
½ TL Zimtpulver
1 TL natives Kokosöl
200 g gemischte Beeren (frisch oder TK)
200 g Joghurt (1,5 % Fett; ersatzweise Kokosjoghurt)
2 EL Ahornsirup
2 EL geröstete Mandelblättchen

1. Am Vorabend den Buchweizen in reichlich Wasser ca. 12 Std., am besten über Nacht, einweichen. Am nächsten Tag in ein Sieb abgießen, abbrausen und mit 150 ml Wasser im Hochleistungsmixer zu einem glatten Teig mixen. (Alternativ das Buchweizenmehl mit Wasser verrühren.) Vanille und Zimt zum Teig geben.
2. In einer Pfanne das Öl erhitzen, etwa die Hälfte des Teiges dünn darin verteilen und auf jeder Seite in wenigen Minuten zu einem Crêpe ausbacken. Der Teig sollte 2 Crêpes ergeben.
3. Beeren verlesen, waschen und trocken tupfen (TK-Ware rechtzeitig auftauen lassen). Mit dem Joghurt und dem Ahornsirup mischen. Zum Servieren den Beerenjoghurt auf den Crêpes verteilen und die Mandeln darüberstreuen.

LITERATUREMPFEHLUNGEN

Heilen Sie Ihren Diabetes
von Dr. Matthias Riedl;
GRÄFE UND UNZER
VERLAG

Abnehmen nach dem 20:80-Prinzip
von Dr. Matthias Riedl;
GRÄFE UND UNZER
VERLAG

Das 20:80-Kochbuch für Berufstätige
Abnehmen nach dem Erfolgsprinzip
von Dr. Matthias Riedl;
GRÄFE UND UNZER
VERLAG

Dr. Riedls 20:80 Expressküche
von Dr. Matthias Riedl;
GRÄFE UND UNZER
VERLAG

Vegetarisch abnehmen nach dem 20:80-Prinzip
von Dr. Matthias Riedl;
GRÄFE UND UNZER
VERLAG

Abnehmen nach dem 20:80-Prinzip – das Arbeitsbuch
von Dr. Matthias Riedl;
GRÄFE UND UNZER
VERLAG

Artgerechte Ernährung
Heilung von Beschwerden,
die Ärzte ratlos machen
von Dr. Matthias Riedl;
GRÄFE UND UNZER
VERLAG

Artgerechte Ernährung – das Kochbuch
Meine Rezepte bei Beschwerden,
die Ärzte ratlos machen
von Dr. Matthias Riedl;
GRÄFE UND UNZER
VERLAG

Medical Cuisine – das Anti-Entzündungskochbuch
von Johann Lafer und
Dr. Matthias Riedl;
GRÄFE UND UNZER
VERLAG

Der ultimative Schlankheitscode
von Dr. Matthias Riedl;
GRÄFE UND UNZER
VERLAG

Iss dich gesund mit Dr. Riedl
Mein Ernährungswissen und
150 Rezepte für ein gutes, langes Leben
von Dr. Matthias Riedl;
GRÄFE UND UNZER
VERLAG

ADRESSEN, DIE WEITERHELFEN

Unter folgenden Adressen finden Sie seriöse Unterstützung bei der Ernährungsumstellung – alle orientiert an den neuesten wissenschaftlichen Erkenntnissen:

Berufsverband Oecotrophologie e.V. (VDOe)
www.vdoe.de

Bundesverband Deutscher Ernährungsmediziner e.V. (BDEM)
www.bdem.de

(Hier erfahren Sie auch alles über die Schwerpunktpraxen für Ernährungsmedizin in Ihrer Nähe.)

Verband der Diätassistenten – Deutscher Bundesverband e.V. (VDD)
www.vdd.de

medicum Hamburg MVZ GmbH
www.medicum-hamburg.de

DIE AUTOREN

Dr. Matthias Riedl ist Ernährungsmediziner, Diabetologe, Bestsellerautor sowie ärztlicher Direktor und Gründer des medicum Hamburg. Das medicum Hamburg betreut mit Ernährungsberatern, Psychotherapeuten, Diabetologen, Ernährungsmedizinern, Internisten, Kardiologen und Sportpädagogen alle Krankheitsbilder, die durch falsche Ernährung entstanden sind oder sich durch spezielle Kostformen therapieren lassen. Das interdisziplinäre Konzept des medicum Hamburg ist in Europa einmalig.

Das Hauptarbeitsgebiet von Dr. Matthias Riedl ist die Diabetologie und die Ernährungsmedizin und gilt in Deutschland als einer der Vorreiter in der Behandlung von Diabetes. Bekannt wurde er durch Fernsehauftritte, insbesondere als ERNÄHRUNGS-DOC beim NDR, und durch diverse Publikationen. Er ist im Vorstand des Bundes Deutscher Ernährungsmediziner, 2019 erhielt er von diesem den Therapiepreis wegen seiner Verdienste um die Förderung der Ernährungsmedizin. Außerdem engagiert sich Dr. Riedl in der Weiterbildung von Ärzten und ist Hochschuldozent. 2013 wurde er vom Focus in die Empfehlungsliste der Topmediziner aufgenommen. 2021 brachte er mit myFoodDoctor (www.myfooddoctor.de) die erste Ernährungstherapie-App auf den Markt.

Kathrin Halfwassen studierte Germanistik, Sozial- und Wirtschaftsgeschichte und Italianistik. Ihre Redakteurs-Ausbildung absolvierte sie an der Henri-Nannen-Schule, mit Stationen u. a. im Wissenschaftsressort des Stern und bei GEOlino. Seit 2008 arbeitet sie als freiberufliche Journalistin für verschiedene Magazine wie impulse, Zeit Geschichte, emotion, Iss dich gesund und das Hagenbeck-Magazin. Besonders gern schreibt sie über Neues aus der Wissenschaft, vor allem aus den Bereichen Ernährungsmedizin, Psychologie und (Neuro-)Biologie.

Der Ratgeber spiegelt praktische, vielfach erprobte Erfahrungen aus Sprechstunde, Einzelberatung, Kursen und der Lehrküche des medicum Hamburg wider. Die im Buch enthaltenen Rezepte wurden erstellt von Johanna Brenke, Josephine Danneberg, Lena Gartner, Deniz Genza, Katharina Henze und Christin Müller, die alle im medicum Hamburg Ernährungstherapien durchführen oder durchgeführt haben.

Folgen Sie Dr. Riedl auf Facebook und Instagramm:
http://www.facebook.com/edocriedl/
https://www.instagram.com/drmatthias-riedl/

APPETIT AUF MEHR?

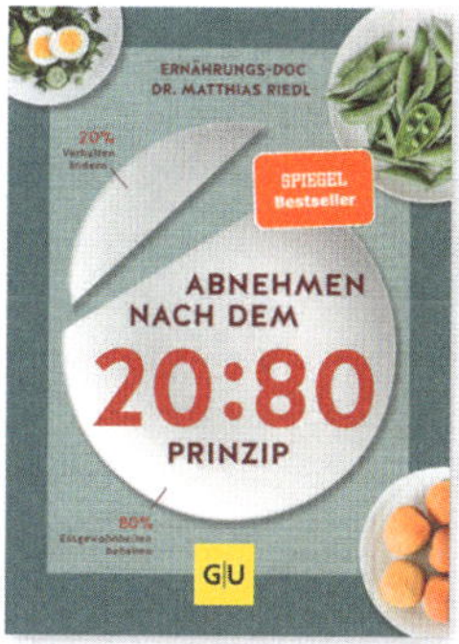

ISBN 978-3-8338-5997-7

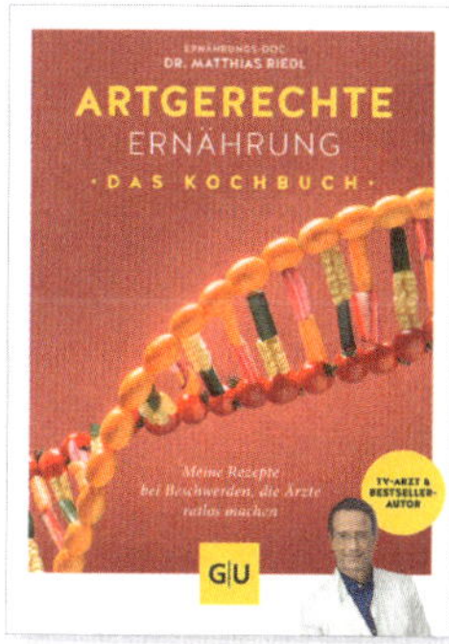

ISBN 978-3-8338-6873-3

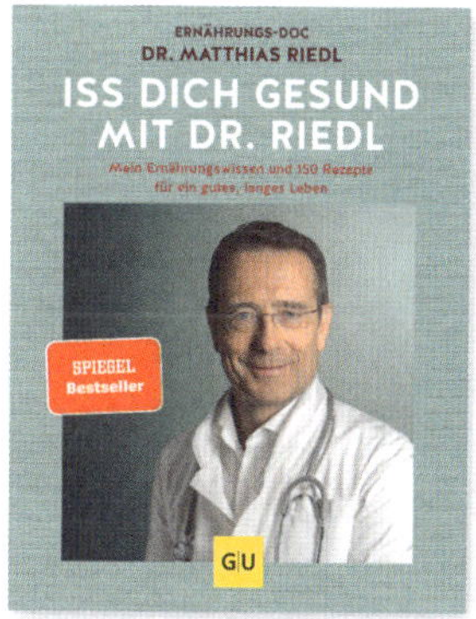

ISBN 978-3-8338-6430-8

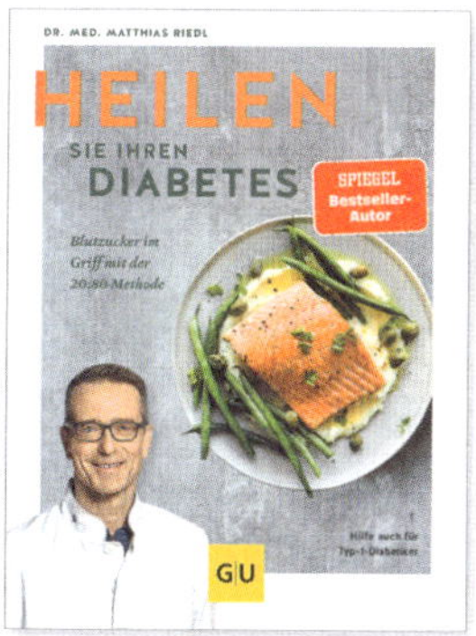

ISBN 978-3-8338-8027-8

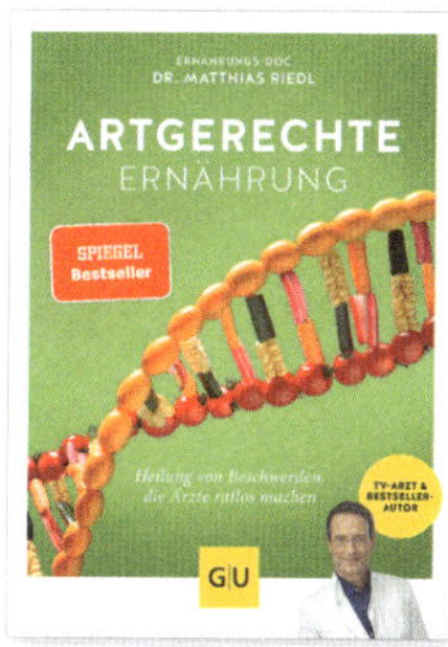

ISBN 978-3-8338-6833-7

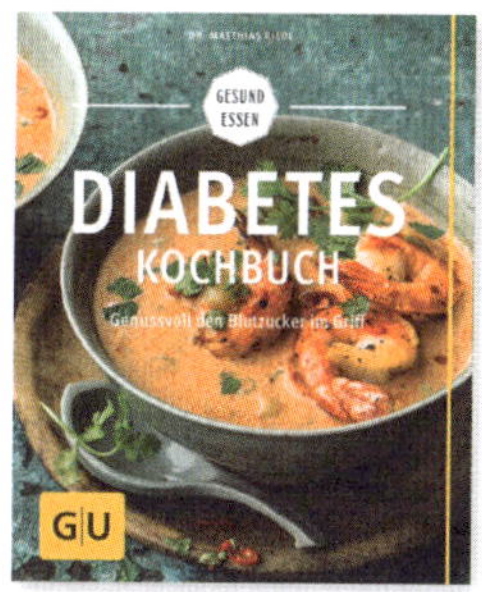

ISBN 978-3-8338-4427-0

Alle hier vorgestellten Bücher sind auch als eBook erhältlich.

G|U

Mehr von GU auf **www.gu.de** und **facebook.com/gu.verlag**

IMPRESSUM

GRÄFE UND UNZER

GU ist eine eingetragene Marke der GRÄFE UND UNZER VERLAG GmbH, www.gu.de

ISBN 978-3-8338-8303-3
1. Auflage 2022

Projektleitung: Elke Sieferer
Lektorat: Kathrin Gritschneder
Korrektorat: Susanne Bodensteiner
Umschlaggestaltung und Layout: ki 36 Editorial Design, Sabine Krohberger, München
Herstellung: Susanne Fuhrmann
Satz: Longo AG, Bozen
Repro: Longo AG, Bozen
Druck und Bindung: aprinta GmbH, Wemding

Umwelthinweis:
Nachhaltigkeit ist uns sehr wichtig. Der Rohstoff Papier ist in der Buchproduktion hierfür von entscheidender Bedeutung. Daher ist dieses Buch auf PEFC-zertifiziertem Papier gedruckt. PEFC garantiert, dass ökologische, soziale und ökonomische Aspekte in der Verarbeitungskette unabhängig überwacht werden und lückenlos nachvollziehbar sind.

Die GU-Homepage finden Sie unter www.gu.de

Bildnachweis:
Porträfotos Dr. Matthias Riedl: Andreas Sibler; Icons auf den Kapitelaufmachern: The Noun Project;
Coverfoto (Gummibär, nachträglich bearbeitet) und Hinterlegungen der Icons auf den Kapitelaufmachern: shutterstock; Rezeptfotos: Maria Grossmann und Monika Schuerle

Syndication: www.seasons.agency

GRÄFE UND UNZER

Ein Unternehmen der
GANSKE VERLAGSGRUPPE